Henry Heinen

Gesundheits-Schatzkammer

Kurze, deutliche und richtige Anweisung zur Erhaltung der Gesundheit und Abwendung mancher Krankheiten

unikum

Henry Heinen

Gesundheits-Schatzkammer

Kurze, deutliche und richtige Anweisung zur Erhaltung der Gesundheit und Abwendung mancher Krankheiten

---

ISBN/EAN: 9783845725369

Erscheinungsjahr: 2012

Erscheinungsort: Bremen, Deutschland

www.unikum-verlag.de | office@unikum-verlag.de

Henry Heinen

Gesundheits-Schatzkammer

Kurze, deutliche und richtige Anweisung zur Erhaltung der Gesundheit und Abwendung

mancher Krankheiten

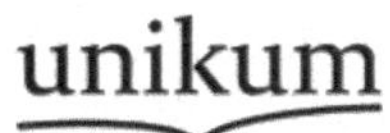

Gesundheits-

Schatzkammer,

oder

Kurze, deutliche und richtige Anweisung

zur

Erhaltung der Gesundheit

und

Abwendung mancher Krankheiten;

So wie auch

Gute und sichere Mittel zur Wiederherstellung der verlornen Gesundheit.

Für Deutsche ganz deutlich und faßlich eingerichtet, und denselben zum nützlichen Gebrauch wohlmeinend anempfohlen und gewidmet, von

Doctor Henry Heinen.

Lancaster:
Gedruckt für den Verfaßer, von Johann Bär.

1831.

Vorerinnerung.

Absicht dieses kleinen Buchs.

Die Bestimmung dieses kleinen Werks (die Gesundheits-Schatzkammer, wie ich solches genannt habe) ist größtentheils und ganz vorzüglich für deutsche Bauers- oder Landleute, denen ich solches freundschaftlich und wohlmeinend anempfehle. Aus dieser Ursache nun habe ich den Inhalt desselben ganz ohne Kunstwörter, kurz, deutlich und selbst auch manche fremde Wörter in der deutschen Sprache geschrieben, damit auch der Allereinfältigste denselben lesen, und ohne langwieriges und tiefes Nachdenken begreifen möge. Ein Werk gerade von dieser Art und in dieser Absicht, ist mir noch nie in diesem Lande unter die Augen gekommen. Größere Abhandlungen über die Arzeneykunst, entweder in der deutschen oder englischen Sprache, die mit Kunstwörtern oder Kunstzeichen angefüllt sind, sind zu langwierig und nicht faßlich für den Landmann.

Inhalt.

Dieses kleine Buch enthält nun eine kurze, richtige und nützliche Anweisung zur Erhaltung der Gesundheit und der Abwendung vieler körperlichen Uebel, die der Mensch sich nicht selten durch seine eigene Unwissenheit, Unvorsichtigkeit und Nachlässigkeit selbst zuzieht. Es zeigt daher ganz kürzlich, wie der Mensch nicht nur, durch Vorsichtigkeit und eine mäßige Lebensart, mancher Krankheit entgehen, sondern auch die gewöhnlichsten und gefährlichsten Krankheiten leicht selbst erkennen und zum Theil behandeln kann; so wie auch ferner einfache, gelinde, aber wirksame Mittel dieselben möglichst zu heilen.

Nothwendigkeit einer solchen Anweisung.

Wer sich nur in etwas in die Lage vieler Landleute hineindenkt und sich damit bekannt macht, der wird herzlich gern einräumen, daß ein solcher einfältiger und kurzer Unterricht für den Landmann oft sehr nöthig sey. Der menschenfreundliche, geschickte und wohlwollende Arzt selbst, wird dieses gerne zugeben, besonders wenn er sich die oft schwierige Lage denkt, worin sich viele Landleute in dieser Rücksicht fast im allgemeinen befinden. Nicht wahr, manche Krankheit, welcher der menschliche Körper unterworfen ist, erfordert schnelle und thätige Hülfe; und die traurige Erfahrung hat uns schon oft gelehrt, daß schon ein mancher Mensch, der von einer unerwarteten gefährlichen Krankheit, die schleunige und thätige Hülfe erforderte, überfallen wurde, dadurch für diese Zeit verloren gieng, daß die Hülfe zu spät ankam. Selbst wußte er, noch jemand von seinen Nachbarn bestimmt nicht, wie ihm zu helfen sey, und der Arzt war nicht nahe genug zur Hand, und kam daher zu spät. Viele, ja viele, sind schon dadurch eine Beute eines zu frühzeitigen Todes geworden, und dis oft Männer, die in mancher Hinsicht gewiß noch sowohl dem Staate, als auch ihren werthgeschätzten Familien hätten nützlich seyn können, wenn sie nämlich noch eine längere Zeit gelebt hätten. Ein bedauernswürdiger Umstand von der Art traf zu mit einem unserer ehemaligen Revolutionshelden, nämlich mit dem General Wayne, der aus Mangel eines Glaßes guten Brändys elendiglich an der Gaut oder sogenannten Bodenkrampf sterben mußte. Beyspiele von dieser Art wären viele anzuführen, wenn es der Raum erlauben würde. Wie gesagt, nicht nur allein der liebreiche und thätige Menschenfreund, sondern ganz vorzüglich auch der geschickte und menschenfreundliche Arzt, wird der Nothwendigkeit seinen vollkommenen Beyfall schenken, daß besonders der Landmann, seines eigenen Lebens und Gesundheit halber, unverholen wissen sollte, wie er sich einigermaßen in Krankheitsvorfällen zu verhalten habe, in Rücksicht der Mittel die dazu dienen, seine Gesundheit herzustellen. Hiezu kommt noch, daß oft Fälle von der Art eintreten zur Nachtzeit und bey schlechtem Wetter und Wegen; und daß oft der Arzt, den er gerade zu haben wünscht, das heißt, in dem der Mensch sein Vertrauen hat, oft von 4 bis 12 Meilen abwohnt, und oft weiter, je nachdem die Umstände sind; und wenn er bey ihm anruft, so heißt es der Doktor sey nicht zu Hause: er muß also dann wieder unverrichteter Sache zurück, oder einen nähern Doktor nehmen, worin er vielleicht gar kein Vertrauen hat, und vielleicht auch nicht zu haben alle Ursache hat.

Nöthige Sorgfalt eines jeden Menschen für sein Leben und seine Gesundheit.

Es ist ja wohl kaum nöthig zu bemerken, daß es Pflicht und Schuldigkeit eines jeden Menschen sey, der zu den Jahren seines Verstandes gekommen ist, für seine Gesundheit und sein Leben Sorge zu tragen. Wer nun dieses als seine Pflicht und Schuldigkeit ansieht, dem wird es eine leichte Mühe seyn einigermaßen mit seinem eigenen Körper nicht nur bekannt zu werden, sondern auch mit Fleiß dahin zu sehen, daß er mancher Gefahr, welche der Gesundheit und dem Leben seines Körpers droht, ausweiche; so wie auch so viel als möglich sich mit den Mitteln bekannt zu machen, die zur Wiederherstellung seiner Gesundheit dienen. Wer dieses thut, der geht nicht irre, sondern ist auf alle vorkommende Fälle gefaßt, und braucht sich auf keinen Fremden verlassen.

Es versteht sich schon von selbst, daß wenn der Mensch auch die größte Sorgfalt anwendet, seine Gesundheit zu erhalten, und um dasselbe zu thun in der Wahl der Gesundheitsmittel noch so geschickt ist, daß viele Krankheiten und Sterbefälle doch nicht verhütet werden können.

Mittel zur Erhaltung und Wiederherstellung der Gesundheit sind nicht verborgen.

Obgleich bis jetzt noch kein Mittel gegen den Tod bekannt worden ist, so ist doch nicht zu leugnen, daß es an solchen Mitteln nicht fehlt, die dazu dienen, die mannigfaltigen Krankheiten, denen der Mensch hier unterworfen ist, theils zu erleichtern, theils abzuhelfen, und zum Theil oft zu verhüten. Von allen Hülfsmitteln der Natur hier zu reden, ist gar meine Absicht nicht, sondern nur von etlichen, den meisten einfachen, die immer die natürlichsten, und daher die zweckmäßigsten und besten sind, und dieselben werde ich in der Folge dieses kleinen Werks meinen deutschen Brüdern zum nöthigen Gebrauch anempfehlen.

Natur geht oft über Kunst.

Es ist leider zu bedauern, daß viele Menschen stets so voreilig und so geschwinde sind, und oft wohl gar ohne Noth Arzeneymittel gebrauchen. Dann fällt dazu die Wahl gewöhnig lich noch auf die stärksten, gleich als ob man der Sache Gewalt anthun wollte, um die Natur zu zwingen. Das geht, mein lieber Leser, gewiß nicht an, und macht oft Uebel ärger. Ich ziele hier besonders auf die häufigen starken Purganzen oder Laxirungen, die jährlich von vielen Menschen verschluckt werden, und die dazu dienen sollen überhäufte Galle und Schleim aus dem Magen und den Gedärmen fortzuschaffen. Hätte man Gedult, wenn man oft etwas unpäßlich fühlt, und wäre nicht gleich so bange für schwere Krankheiten, oder wohl gar für den Tod, sondern veränderte nur seine Lebensart von einer stärkern zu einer schwächern, und äße nicht so viel als gewöhnlich, so würde man sicherlich vier aus fünf mal finden, daß die Natur sich selbst hilft, und also oft über Kunst geht. Würde man dann anstatt des vielen starken Kaffees und Thees seine Zuflucht zu rechtem frischen Springwasser, Buttermilch, Boniklabber oder dicke Milch nehmen, so würde man bald den Unterschied zum Vortheil ausfinden.

Vorsicht in der Wahl der Arzeneymittel ist nöthig.

Warum, mein lieber deutscher Freund, mußt du denn gerade zu starken Laxirmitteln deine Zuflucht nehmen wenn dir etwas fehlt? Laxir- oder Abführungsmittel mögen in gewisser Hinsicht im Nothfall ihren Werth haben, aber sie leisten gemeiniglich bey weitem nicht den Nutzen, den man sich von ihnen verspricht, besonders wenn sie zu häufig und zu stark genommen werden. Hat man dadurch den Magen und die Gedärme, ja die ganze Leibesbeschaffenheit einmal verwöhnt, so muß man immer mehr und stärkere Arzeneyen haben, und am Ende so viel, daß der Schaden sichtbar ist. Nicht selten werden durch starke Laxirungen die Eingeweide und der Magen dergestalt geschwächt und heruntergestimmt, daß weder Natur noch Kunst im Stande sind solche wieder herzustellen; daher dann oft mancherley Nervenzufälle, Blähungen, Dispepsie oder Unverdaulichkeit, Histericks oder Mutterweh, und was dergleichen Uebel mehr sind, entstehen. Es ist dazu, meiner Meinung nach, ein Vorurtheil, daß man durch Laxirungen die Anhäufung der Galle verhüten will, denn da müßte man ja immer laxiren. Wenn der Magen und die Gedärme ausgeleert sind, so nimmt die Galle, die beständig in den Magen steigt, allein Platz darin, und spielt gleichsam den Meister auf eine stärkere Art als zuvor, weil nichts im Magen ist als Galle; sie muß also am Magen selbst arbeiten, und manche unangenehme Empfindungen hervorbringen. Es nimmt nicht viel Menschen-Verstand um dieses einzusehen. Sey daher, mein lieber Leser, in der Wahl der Arzeney, und besonders Laxirmittel, sehr behutsam.

Bittere Kräuter sind, mehr oder weniger, alle Galle abführend.

Meine Meinung ist, daß keine Arzeney oder kein Kraut die Galle besser, leichter, regelmäßiger und sicherer wegschafft, wenn Ueberfluß davon im Magen da ist, als die bitteren. Sie befördern eine natürliche und zweckmäßige Abführung der Galle nicht nur, sondern sie schärfen gewissermaßen die Verdauungswerkzeuge des Magens und machen Appetit. Dahin gehört besonders Karduus-Benediktus, oder die gesegnete Distel, ein Kraut, das in Rücksicht seines Nutzens für den menschlichen Körper, seines Gleichen nicht hat. Kamillen, besonders die italienischen, die man hier genug haben kann, verdienen ohne Zweifel den zweyten Platz. Horehaund, oder weisser Andorn, Wermuth, Rauten, Tausendgüldenkraut, Käsepappeln, Ehrenpreis, alter Mann, Mederle, Holder, Rosenblätter, sind, unter tausend andern, sehr nützlich, sowohl für zu schwitzen, Galle abzuführen, das Blut zu reinigen, als auch die Natur zu stärken. Tußiago, oder Lungenkraut, darf nicht vergessen werden, so wie auch der Storchschnabel, für die Heilung der Ruhr nicht. Unter tausenden von Wurzeln will ich nur die Klettenwurzel, Sassafras, und Nesselwurzel als starke Blutreinigungen anempfehlen, so wie auch Olant und Pockwurzel, und zugleich Halber-Gaul, als äußerliche Reinigungsmittel von alten Wunden. Würde man solche Kräuter und Wurzeln sich zur gehörigen Zeit sammlen, im Schatten trocknen, so hätte man sie jederzeit zur Hand, und könnte sie gebrauchen wenn man wollte.

Gleiche Vorsicht in der Wahl der Brechmittel.

Kamillen, wenn du eine rechte starke Abkochung davon machst, sind oft sehr reitzbar und stark genug zum Brechen. Wenn du aber stärkere Mittel gebrauchst, so ist antimonial Wein ein vortrefliches Mittel, einen Eßlöffel voll für einen Erwachsenen, alle 20 oder 30 oder 40 Minuten, bis zum Brechen. Dieser Wein leert nicht nur den Magen hinlänglich aus, sondern ist schweißtreibend und stärkend, und dabey ganz sicher. Das sogenannte Tartar Emetik, in der Porzion von 6 Grän in 8 oder 10 Eßlöffel voll Wasser aufgelößt, einen Eßlöffel davon alle 10 Minuten, ist auch sehr gut, nur schade, daß man es selten gut bekömmt, weil es sehr verfliegt, und man sich in verzweifelten Fällen nicht immer darauf verlassen kann. Eben so verhält es sich mit Ipekakuana, daß an und für sich selbst ein gutes Brechmittel und ganz sicher wäre, aber es ist sehr oft verdorben.

Vorsichtigkeit im Aderlassen.

Wenn je ein an und für sich selbst nutzbares und in seiner Art vortrefliches Mittel zum Schaden der menschlichen Gesellschaft angewandt worden ist, so ist es das Aderlassen. Ja, man sagt nicht zu viel wenn man behauptet, daß dadurch schon viele Tausend zu früh in die andere Welt geschickt sind. Ich erinnere mich gerade jetzt eines unserer berühmtesten Aerzte, (den ich aber nicht nennen will) der im Typusfieber, durch einen Aderlaß zu viel, in die bessere Welt versetzt wurde, nach seinem eigenen Geständniß vor seinem Tode. Ich weiß nicht, soll man über die einfältige Gewohnheit, die viele Menschen an sich haben, heulen oder lachen, daß sie regelmäßig zu gewissen Zeiten und Zeichen häufigerweise zum Aderlassen gehen, um da ganz ohne Noth ihr Blut, wie Wasser, vergiessen zu lassen. Ich sage ohne Noth, besonders unter Mannspersonen, von denen ich überzeugt bin, daß unter ein hundert keine zehn sind, die zu viel Blut haben, sondern alle leiden aus Mangel desselben, wenigstens die meisten. Die Weibspersonen haben leider noch das lächerliche Vorurtheil daß sie am Fuß gelassen haben müssen, gleich als ob das besser wäre, besonders bey Schwangerschaften und andern weiblichen Umständen. Es ist gerade das Gegentheil. Durch das unvernünftige Aderlassen am Fuß wird das Blut zu viel in die Mutter gezogen, und erstickt oft die Frucht bey Schwangern, und verursacht oft eine unzeitige Geburt. Wenn man absolut zur Ader lassen muß, so liegt der Hauptvortheil darin, daß das Blut frey und geschwind vom Herzen gelassen werde, und dieses kann eher am Arm gethan werden als am Fuß, weil der Arm dem Herzen näher ist. Auch braucht man nicht lange Zeremonien von warmen Wasser, u. s. w.

Ich glaube von Herzen gerne, daß das Aderlassen in großen Herz- und Brustbeklemmungen, für Schwindel, Seitenstechen, Ohnmachten, Schlagflüßen, starken Verrenkungen, Beinbrüchen, Wunden am Kopfe, Entzündungs-Rumatis, u. s. w. eine sehr nöthige und nützliche Verrichtung sey. In Fiebern nehme ich fast gerade das Gegentheil an. Im Wechsel- oder kalten Fieber (ague) ist solches nicht nur allein unnöthig, sondern fast immer schädlich, denn es zieht die Krankheit in die Länge und macht sie fast unheilbar, daß öfters Leberkrankheiten dadurch entstehen. Im Typhus-, Nerven- oder Faulfieber, im Scharlach- oder Fleckfieber, ist Aderlassen so gut als das Todes-Urtheil. Im sogenannten Remittent Fieber ist große Vorsicht zu gebrauchen beym Aderlaß, und es muß absolute,. ja, absolute Nothwendigkeit dafür da seyn, wenn man den Kranken zur Ader läßt, z. B. außerordentliche hohe Kopfentzündungen, die durch keine andere kühlende Mittel unterzubringen wären. Sonst verlängert der Aderlaß immer die Krankheit, und macht daß sie oft in Typhus übergeht, wo es oft dann den Kranken das Leben kostet.

Nützlichkeit auf Stuhlgang und Wasser Acht zu haben in Fiebern.

Auf Stuhlgang und Wasser in Fiebern Acht zu geben, scheint mir sehr nothwendig zu seyn. Es ist wahr, daß der Puls, in den meisten Fällen, den Grad des Fiebers anzeigt und dasselbe einigermaßen bestimmt, zugleich auch die äußerlichen Merkmale der Krankheit viel dazu beytragen das Fieber zu unterscheiden, so zeigen doch meistentheils Stuhlgang und Wasser, mit ziemlicher Gewißheit, die Natur und Ursachen der Krankheit, und setzen sie außer Zweifel. In einem großen Theil von Europa schämen sich sogar die größten Aerzte nicht, bey ihren jedesmaligen Krankenbesuchen, entweder selbst nach Stuhlgang und Wasser zu sehen, oder sich mit Fleiß darnach zu erkundigen, um sich dadurch mehr und mehr in ihrem Urtheil von dem Grade und von der Natur und Eigenschaft der Krankheit völlig zu überzeugen. So, zum Beyspiel, kann man gallenartige Krankheiten, durch die überaus grünbraune Farbe des Stuhls, durch den unerträglichen Geruch, die Verschleimung des Magens und der Gedärme, durch Abgang von vielem wässerigten Schleim, die Würme aller Art durch dünne thonartige Bestandtheile im Stuhl erkennen. Dazu kommt noch, daß man fast mit Gewißheit behaupten kann, daß sobald, und besonders im Fieber, der Stuhlgang anfängt eine mehr natürliche Farbe anzunehmen, der Fortgang und Ausgang der Krankheit ziemlich günstig ausfallen werde, obgleich oft andere Zeichen und Umstände solches nicht immer so genau an den Tag legen sollten. Eben so verhält es sich auch mit dem Wasser; große innerliche Hitze wird nicht selten durch eine hochröthlich braunliche Farbe, und die kleine Porzion desselben; Nervenkrankheiten fast immer durch häufiges, weißes, dünnes und gutriechendes Wasser; Nierenkrankheiten durch ziemlich braunes, trübes und wohlschmeckendes, und tödtlicher Ausgang des Fiebers größtentheils durch die grüne Farbe des Wassers, angezeigt. Manche weibliche Krankheit ist oft mit Gewißheit aus dem Wasser zu bestimmen. Dazu gehört denn aber vorzüglich, daß man in Krankheiten fast täglich darauf Acht giebt. Ich sage nicht, daß dies absolut erforderlich in allen Fällen sey, sondern daß es sehr oft nöthig und nützlich seyn könne, um den Untersucher oder genauen Forscher in seiner Meinung von dem Grade und Natur der Krankheit zu bestärken.

Ob eine Medicin für viele oder fast allerley Krankheiten dienen könne.

Wer nur in etwas über die Verschiedenheit der Ursache, Natur und Beschaffenheit der mannigfaltigen Krankheiten, denen der Mensch unterworfen ist, nachdenkt, oder sich dieselben vorstellt, der wird leicht und mit Gewißheit urtheilen können, ob es möglich und daher glaublich sey, wie Viele vorgeben oder sich anmaßen, daß nämlich eine Arzeney, oder eine Zusammensetzung verschiedener für fast alle Krankheiten dienen sollte, obgleich die Krankheiten sich oft einander entgegen gesetzt sind, und oft so weit von einander unterschieden wie Licht und Finsterniß, Tag und Nacht, Frost und Hitze. Es geht mir damit als wenn jemand mich glauben machen wollte, das Brod allein sey hinlänglich um Hunger und Durst zu befriedigen, und so, hoffentlich, wirds allen verständigen Menschen seyn. Man glaube daher solche abgeschmackte Dinge nicht, denn dadurch werden viele tausend Menschen nicht nur allein betrogen, sondern sie schaden auch ihrer Gesundheit durch den Gebrauch solcher vorgeblichen Mittel.

Schluß der Vorerinnerung.

Schließlich wollte ich nun noch bemerken, daß ich dieses Werkchen ganz faßlich und kurz eingerichtet habe, damit es nicht nur jedermann deutlich und begreiflich, sondern auch der Länge halber für den Landmann nicht zu weitläuftig zu übersehen sey. Die Mittel die ich verordnet, sind größtentheils einfache, die durch Erfahrung bestätigt sind. Da wo ich gemischte Mittel nöthig fand, habe ich, meistentheils, die Vorschrift solcher Mittel ins Englische übersetzt, so daß sie ein jeder, der Gebrauch davon machen will, nur ausschreiben darf, um sie in der Apotheke zurecht machen zu lassen. Verschiedene einfache Arzeneyen, Kräuter und Wurzeln würde ich den deutschen Landleuten anrathen im Hause zu halten, wie Kastoröhl, Rubarbwurzel, Epsomsalz, schwiet Spirit of Neiter, Antimonial Wein, Ladanum, Hoffmans Anodein, Assafiety-Tinktur, krud Sal Amoniak, Borax, gereinigter Salpeter, Kletten- und Sassafraswurzel, Kriem of Tartar, Schwefelblüte, Nesselwurzel, Ehrenpreis, weißer Andorn oder Hohrhaund, italienische Kamillen, Holderblüthe, Rosenblätter, Tußiago, Süßholz, isłändischer Moos, und dergleichen. Solche Arzeneyen werden oft gebraucht, und kosten wenig. Man sollte aber solche nicht nur an einem besondern trockenen Platz gut aufbewahren, sondern auch auf jedweden Artikel eine ganz deutliche Ueberschrift machen lassen, und diese Ueberschrift ja nicht davon verlieren, damit gar kein Irrthum vorgehen möge noch könne. Alle Arzeneyen müssen so viel als möglich von der Luft gehalten werden. Den Laxir- und Brechwein kann man immer und ganz leicht fertig haben. Man hat dabey denn den Vortheil, daß man nicht so oft in die Apotheke gehen braucht. Man sollte sich übrigens durch fleißiges Lesen mit dem Inhalt dieses Buchs bekannt machen, so oft man Zeit dazu hat. Je mehr es gelesen wird, desto deutlicher werden einem die Vorschriften werden die darin vorkommen; desto mehr werden sie dem Gedächtniß eingeprägt, und desto fertiger wird man im Gebrauch desselben werden. Das Vorurtheil, das viele Menschen von sich selbst haben, daß man nämlich zu dumm und zu tappig sey mit solchen Dingen umzugehen, fällt von selbst weg, wenn man bedenkt, daß solches nur gemeinen Menschenverstand erfordert. Uebrigens ist meine gewisse Zuversicht, daß alle die dieses Büchlein nicht nur mit Bedacht lesen, sondern auch der Vorschrift desselben gehörig folgen werden, großen Nutzen davon spüren, und dabey vieler Mühe überhoben seyn.

Einleitung.

Von dem Werth der Gesundheit.

So viel ich weiß, stimmen von jeher alle Völker damit völlig überein, daß die Gesundheit über alle andere irdische Dinge hoch zu schätzen sey, und das ist auch in der That unverkennbar und unleugbar.

Schuldigkeit eines jeden Menschen die Gesundheit zu erhalten.

Ein jeder Mensch hat zwar seine freye Wahl, entweder seine Gesundheit und dadurch sein Leben zu erhalten, oder dieselbe muthwilliger Weise zu zerstören; dis aber würde man Unverstand heißen, und ein solcher Mensch würde gegen seine eigene Gefühle und bessere Ueberzeugung handeln, und würde daher die erste Pflicht des Menschen vergessen. Hängt Glück oder Unglück von der treuen Erfüllung oder Vernachläßigung dieser Pflicht ab; das heißt, kann kein Mensch sich auf dieser Erde glücklich schätzen ohne gesund zu seyn, so ist ein jeder es sich selbst, den Seinigen, ja dem Staate schuldig, seine Gesundheit zu erhalten, so lange als er kann. Wir werden daher zuvörderst darauf zu merken haben, wie man sich verhalten muß, wenn man gesund zu seyn wünscht. Dahin gehört denn vorzüglich eine gehörige

Mäßigkeit in Speise und Trank.

Speise und Trank sind eigentlich dazu geordnet, um das Leben des Menschen zu erhalten und die Gesundheit zu befördern. Wie viel man essen soll, läßt sich nicht genau bestimmen, sondern es kömmt dabey immer auf besondere Umstände an. Die Stärke und Maas der Speisen sollten sich billig nach der Handthierung oder Beschäftigung des Menschen richten. Derjenige, der eine fast beständige arbeitsame, den Körper sehr angreifende Beschäftigung in freyer Luft oder in Werkstätten hat, kann sicherlich stärkere und nahrhaftere Kost geniessen, und befindet sich gewöhnlich wohl dabey, als der, welcher ein sitzendes Geschäft treibt. Man sollte so viel als möglich seinen Magen an alle eßbaren Speisen gewöhnen, und keine ausschliessen wenn man gesund ist, sonst verleckert man den Magen, so daß man oft nicht weiß was man essen kann oder will. Man sehe nur immer darauf, daß man nicht zu viel auf einmal ißt, sondern so viel als möglich die goldene Regel beobachtet, aufzuhören wenns am besten schmeckt. Das Ueberladen des Magens hat oft unangenehme Folgen, wie zum Beyspiel, Cholera Morbus, oder Brechen und Laxiren, Unverdaulichkeit, Kopfweh, u. s. w. Das übermäßige Essen ist, meiner Meinung nach, eine leidige Angewohnheit, wozu oft schon in der Kindheit ein guter Grund gelegt wird. Es ist daher Schuldigkeit der Eltern, ihre Kinder von Kind auf zur Mässigkeit anzuhalten und zu gewöhnen. Wäre oder ist dis der Fall, so würden manche Kinderkrankheiten gar nicht eintreten, wie zum Beyspiel, Durchlauf, Aussatz, Sommerkomplänts, Gripings oder Bauchweh, (das vorzüglich durch häufiges Essen von unzeitiger Frucht aufgelesen wird) Würme, Krätze, Schwären und Grind, und dergleichen mehr. Mässigkeit ist bey Kindern daher ganz vorzüglich anzuempfehlen, denn sie befördert den Wachsthum, stärkt den Magen und die Verdauungswerkzeuge, erhält den jungen Körper munter, froh und thätig.

Ist nun aber Mäßigkeit im Essen so nothwendig

und dienlich zur Gesundheit, wie vielmehr muß dis der Fall seyn im Trinken. Alles Getränk, wie zum Beyspiel Wein, Brändy, Seider und Bier, haben ohne Zweifel ihren Nutzen für den menschlichen Körper in mancher Hinsicht, wenn man sich nicht zu sehr daran gewöhnt, und nicht zu viel davon trinkt. Guter Wein, Bier und Seider sind, meiner Meinung nach, die besten Getränke für den, der mäßigen Gebrauch davon machen will; sie befördern die Verdauung und geben Kraft und Stärke: der Johannistrauben Wein, wenn er sorgfältig gemacht ist, wäre besonders anzuempfehlen, weil er immer am reinsten ist, dahingegen fast alle andere Weine in diesem Lande verfälscht werden. Man trachte nur darnach, daß man immer Herr über das Getränk bleibe, und mache sichs ja nicht zur leidigen Gewohnheit, sonst hilft es nicht nur nichts, sondern führt endlich wohl gar zur Trunkenheit an.

Die verderbliche und unglückliche Folgen der Trunkenheit sind leider so gut bekannt, daß ich solche zu beschreiben für unnöthig achte. Unglücklich, ja höchst elend ist der Mensch, alt oder jung, welcher sich dieser Leidenschaft ergiebt. Trunkenheit zerrüttet nicht nur allein die Sinnen, sondern auch den ganzen Körper, und würdigt den Menschen bis zum Vieh herab.— Eine Verunstaltung des edlen Angesichts, durch Grogblossoms, ein fast beständiges Fieber, Krämpfe und Zuckungen, oder die sogenannten Saufgichter, und endlich oft ein plötzlicher, unzeitiger und abscheulicher Tod, sind nicht selten die traurigen Folgen des unmäßigen Trinkens. Dies bestätigt fast die tägliche Erfahrung, denn diese schädliche Leidenschaft fängt immer mehr und mehr an Ueberhand in der Welt unter Alten und Jungen zu nehmen. Ich will eben nicht geradezu behaupten, daß es eine willkührliche Leidenschaft sey, welcher sich der Mensch freywillig, muthwillig und mit Bedacht übergiebt; indem selbst auch der Betrunkene oder Trunkenbold, wenigstens in nüchternen Stunden, die Ausübung dieser Leidenschaft in und an sich selbst und an andern, als verderblich für die Gesundheit, als verabscheuungswürdig und entehrend betrachtet. Vielmehr glaube ich die anfängliche Ursache, Trieb oder Bewegungsgrund zur Trunkenheit sey in der unnatürlichen Herrschaft und Befriedigung anderer Leidenschaften zu suchen. So, zum Beyspiel, sind nicht selten unvernünftige, übertriebene und unglückliche Liebe, unmäßige Befriedigung der Wollust, Aerger und Verdruß, unerwarteter Verlust an zeitlichen Gütern durch mislungene Versuche und Unglücksfälle, die ersten Anführer zur Trunkenheit gewesen. Ueberhaupt alles, was den Körper des Menschen zu sehr ausmergelt und entkräftet, giebt ihm Anlaß zur Trunkenheit. Man hüte sich daher dafür und sey nüchtern und mäßig, so viel als möglich in seiner ganzen Lebensart, so kann man diesem starken Feinde seiner Gesundheit und seines Lebens entgehen, und anstatt dessen den besten Freund, die edle Gesundheit, an seiner Seite haben, und froh und glücklich leben. Eltern und Vorgesetzte sind schuldig und verpflichtet, nicht nur allein durch ihre eigene nüchterne und mäßige Lebensart ihren Kindern ein gutes Exempel zu setzen, sondern solche auch durch öftere, vernünftige, gründliche und liebreiche Vorstellungen von dem nützlichen und unaussprechlich herrlichen Einfluß, den Mäßigkeit und Nüchternheit auf ihre Gesundheit und ihr ganzes Erdenleben nothwendig haben müßen, nachdrücklich und ernstlich zu überzeugen suchen, damit sie ihre Kinder dadurch für diese gute Sache gewinnen mögen. Eltern, die diese goldene Gesundheits-Regel beobachten, werden alsdenn die Freude allhier täglich geniessen, ihre Kinder zu gesunden und starken, ja brauchbaren Bürgern des Landes aufwachsen zu sehen, und dis, meine ich, wird ihre Mühe reichlich belohnen.

Fleiß und Arbeitsamkeit.

Jedermann, der gesund zu seyn wünscht, muß thätig und fleißig in seinen Berufsgeschäften seyn. Arbeitsamkeit veredelt nicht nur allein das Blut, bereitet es gleichsam zu, indem sie den Umlauf desselben befördert, wodurch denn die Verdaulichkeit hervorgebracht und guter Appetit und gesunder Schlaf gegeben wird, sondern ordnungsmäßige Arbeitsamkeit bringt (durch die beständige Uebung aller Muskeln, Flecksen und Nerven) Kraft und Stärke in dem ganzen Körperbau des Menschen hervor. Es versteht sich von selbst, daß solches nicht übertrieben werden muß, sondern daß, um gesund seyn zu wollen, Arbeit und Ruhe mit einander abwechseln müssen, weil übertriebene und zu anhaltende Anstrengung des Körpers, ohne gehörige Ruhe, den Körper zu sehr abmattet und schwächt, und folglich der Gesundheit nachtheilig ist. Die alte Regel: Mittelstraß die beste Straß, ist auch hier besonders anwendbar. Alle Menschen haben freylich nicht einerley Geschäft in körperlicher Hinsicht. Etliche Menschen haben ihr Geschäfte fast täglich in freyer Luft, wie der Land- oder Bauersmann, der Taglöhner und andere; andere arbeiten in ihren Werkstätten, andere sind sitzend thätig, und noch andere schaffen mit ihren Gedanken oder Kopfarbeit. Die Art der Thätigkeit ist also ungleich; doch ist, meiner Meinung nach, die Handthierung des Landmanns und aller derer, die sich häufig und thätig in freyer Luft bewegen, die gesundeste. Wer aber ein solches Geschäft treibt, sollte sich so viel als möglich für übertriebener Verhitzung, zu geschwinder Löschung seines Durstes mit kaltem Wasser, in

Acht nehmen. Es führe oder treibe nun aber ein Mensch was für eine Handthierung oder Geschäft es auch immer seyn mag, so muß er, wenn er gesund seyn will, thätige, regelmäßige Bewegung in freyer Luft nicht versäumen: dis kann auf eine Art und zur Zeit des Tages geschehen, die sich am besten für ihn schickt. Ohne tägliche körperliche Bewegung kann der Mensch nicht gesund seyn. Diese Regel gilt nicht nur allein für das männliche, sondern auch für das weibliche Geschlecht. Zu vieles Sitzen und Absonderung von der freyen Luft, ohne gehörige Bewegung, hat oft schon bey Weibsleuten unheilbare Krankheiten vervorgebracht. Es ist ein abgeschmackter, thörichter Gedanke, daß ein Frauenzimmer sich nicht von der Sonne bescheinen lassen darf, oder daß sie nicht zur Thätigkeit erschaffen wäre. Um diese Wahrheit einzusehen, darf man nur den wirklichen Unterschied in Rücksicht der Gesundheit, zwischen Weibsleuten vom Lande oder aus den Städten wahrnehmen. Er ist sehr auffallend. Es bleibt also dabey, und ist gewiß ausgemacht, sowohl für Mann als auch Weibspersonen, daß für ihre Gesundheit nichts besser ist als zuvörderst Mäßigkeit und gehörige Thätigkeit, alles in der Ordnung und ein jeder in seinem Berufe.

Faulheit.

So wie nun Arbeitsamkeit sehr viel zur Gesundheit des menschlichen Körpers beyträgt, so sehr schadet die Faulheit demselben. Sie ist eigentlich eine recht ansteckende Krankheit. Der Faullenzer, wenn er reich und dabey ein Schwelger ist, hat mit manchen Krankheiten zu kämpfen, die dem arbeitsamen Mann ganz fremd sind. Dispepsie oder Unverdaulichkeit, Hipokondrie oder beständige Krankheitseinbildung, Wassersucht und Gaut oder Bodenkramp, mancherley Nervenanfälle, sind fast die beständigen schönen Begleiter der Faullenzerey. Faullenzerey schickt sich für Arme noch viel weniger als für Reiche; sie setzen sich nicht allein den nämlichen Gefahren aus, und sind also nämlich in der nämlichen Lage; sondern aus Mangel an Beschäftigung, und folglich auch an den nothwendigen Lebensbedürfnißen, studiren sie immer auf Triks, wodurch sie sich auf unerlaubte und gesetzwidrige Art ihre Nahrung anschaffen können, was sie durch gehörige Arbeitsamkeit nicht thun mögen, und bringen gleichsam Leib und Seele dadurch in Gefahr. Arbeitsamkeit bringt daher körperliche Gesundheit, Brod die Fülle, und die Achtung der Menschen. Faulheit, hingegen, führt nichts mit sich als einen kranken, miserabeln Körper, Armuth und Verachtung. Es ist daher die erste wichtige Pflicht der Eltern, ihre Kinder bey Zeit zur Arbeitsamkeit zu gewöhnen; dis wird sie nicht nur allein für mancher Zerstreuung behüten, die sie bey langer Weile sonst in böser Gesellschaft suchen, sondern auch munter und gesund erhalten.

Reinlichkeit.

Wer gesund zu seyn wünscht, der sollte nicht nur allein mäßig und arbeitsam, sondern auch vorzüglich sich der Reinlichkeit befleißigen. Ich meine nicht daß der Landmann und Arbeiter sich putzen soll wie der Lawyer, der weiter nicht viel sonst zu thun hat; nein, das ist eben nicht genau nöthig zur Erhaltung der Gesundheit; sondern ich rede hier von nothwendiger, unentbehrlicher Reinlichkeit. Dahin gehört zweckmässige Reinlichkeit des Hauses, besonders der Schlafstätte, öfteres Wechseln der Kleider worin man arbeitet, und ganz vorzüglich Reinlichkeit des Leibes; dies trägt viel dazu bey, die Gesundheit zu erhalten und bey aller Arbeit froh und vergnügt zu seyn. Durch öftere Reinigung der Häuser und Schlafstuben, so wie auch Betten, wird die Luft in denselben gereinigt und zum Athemholen vorbereitet und gesund gemacht, und die Ausdünstung und der Schlaf befördert.— Das gehörige Wechseln der Kleider, besonders derjenigen so nächst an der Haut liegen, dienet dazu, die dem Körper so nöthige Ausdünstung zu befördern, und demselben dadurch Kraft und Munterkeit zu geben. Dazu gehört denn auch ganz eigentlich das öftere Baden oder gänzliche Abwaschen des Körpers, besonders im Sommer, wodurch die beständige starke Ausdünstung oder Schweiß, oder durch Staub, der bey der Arbeit unvermeidlich ist, die Haut und vorzüglich die Schweißlöcher oder Pores bedeckt, verunreiniget und zum Theil verstopft werden, wodurch dann mancherley Krankheiten zum Vorschein kommen können. Solches nun zu verhüten, ist Abwaschung dann und wann nöthig; man mag dieses nun entweder mit lauwarmem oder kaltem Wasser thun, wie es einem am besten zuträglich ist. Das kalte Wasserbad hat dann nur gute Folgen, wenn es plötzlich gebraucht wird. Man sollte nicht erst hineinwaden, damit man sich dem Schlagfluß aussetze, sondern plötzlich, Kopf voran, sich hineinstürzen, und gleich wieder heraus seyn. Es versteht sich von selbst, daß solches nicht geschehen darf wenn man schwitzt, sondern wenn man abgekühlt ist. Sich lange im kalten Wasser aufhalten, ist immer schädlich, weil es bey vielen Menschen heftige Krämpfe verursacht. Schon mancher sonst guter Schwimmer ist dadurch ertrunken. Dis vorausgesetzt, hat das kalte sogenannte Plunsch-Bad, wie vorhin beschrieben, bey vielen Menschen seinen großen Nutzen, weil es außerordentlich stärkend ist. Das Schauerbad ist oft auch sehr heilsam. Es besteht darin, daß man sich plötzlich kaltes Wasser oben auf den Kopf laufen oder schütten und über den ganzen Leib herunterlaufen läßt. Dis ist oft sehr anwendbar in bösen hitzigen Fiebern, die eine brennende trockene Hitze mit sich führen, ohne Schweiß oder Ausdünstung, und hat wirklich schon manchen Kranken das Leben gerettet. Es wäre sehr zu wünschen, daß ein solches schätzbares Stärkungs- Reinigungs und Kühlungs-Mittel allgemein in obgedachten Krankheiten eingeführt würde, denn es hilft mehr als alle Arzeney um die brennende und tödtliche Hitze zu vertreiben, und ist nicht die allermindeste Gefahr dabey. Wer aber das kalte Plunsch- oder Schauerbad nicht ertragen kann, z. B. wem gleich nachher ein Schauder überläuft, der gebrauche das lauwarme, worin man sich aufhalten kann so lange als man wünscht, und wobey nicht die allermindeste Gefahr ist. Zur Reinlichkeit gehört auch noch weiter, daß man das Haus immer im Sommer durchlüfte, durch Oeffnung der Fenster. Im Winter sollte das immer des Mittags geschehen, da wo eingeheitzt ist, besonders wenn es trockenes Wetter ist.

Ist nun aber die Reinlichkeit in gesunden Tagen so heilsam, wie vielmehr muß sie zur Zeit der Krankheit seyn? Man kann also nicht genug darauf sehen, weil Reinlichkeit eine der ersten Mittel zur Genesung ist. Eltern sollten darauf sehen, nicht nur allein ihre Kinder rein zu halten, sondern solche auch selbst zur Reinlichkeit zu gewöhnen. Ich bin überzeugt, daß im Fall sie solches thun, so werden manche Kinderkrankheiten, die aus Unreinigkeit entstehen, fast gänzlich wegfallen; sie würden denn desto mehr wachsen und zunehmen, und für allerley Ungeziefer und Grindköpfe bewahret bleiben. Hier muß ich nun noch kürzlich anmerken, daß Eltern, denen die Gesundheit ihrer Kinder am Herzen liegt, es sich besonders sollten angelegen seyn lassen, ein wachsames

Auge auf dieselben, besonders so lange wie sie noch hülflos sind, zu haben, damit ihre Kinder nicht durch zu achtlose oder schwache Wärter oder Wärterinnen, Schaden an ihrer Gesundheit leiden. Es war schon oft der Fall, daß Wärter der Kinder solche unvorsichtiger oder nachläßiger Weise haben fallen oder hintenüber schlagen lassen, wodurch denn oft der Rückgrad überbogen und den Kindern eine Lähmung zugezogen ist, die Zeitlebens unheilbar war. Man sperre, übrigens, die Kinder, wenn sie einmal gut Laufen gelernt, nicht zu viel im Hause ein, sondern gewöhne sie bey Zeit an die Luft und Witterung, und erlaube ihnen sich durch kindliche Spiele und allerley körperliche Uebungen in freyer Luft zu beschäftigen, so wird dadurch ihr kleiner Körperbau ungemein gestärket werden. Diese Freyheit erlaube man ihnen so lange es thunlich ist, und schicke die Kinder wenigstens nicht vor dem fünften Jahre in die Schule, weil dieses eigentlich zu nichts nützt, sondern ihnen eine ziemliche Plage, dazu vieles Sitzen in eingesperrter Luft ihrem Körper sehr ungesund ist, indem es den freyen Umlauf des Bluts hindert, dicke und unreine Säfte bey ihnen erzeugt, die zur Entstehung mancher Kinderkrankheit viel beytragen. Werden Eltern diese gute Regeln mit ihren Kindern beobachten, so werden sie finden, daß sie es nicht umsonst thun werden.

Munterkeit und ein froher Sinn.

Munterkeit, ein froher Sinn und vergnügtes Herz, sind der Gesundheit so zuträglich, daß sie den Menschen, nicht nur allein in den Jahren der Kindheit und der Jugend, im mannbaren Alter, ja das ganze Leben hindurch, nicht genugsam anempfohlen werden können. Dies streitet keineswegs mit dem männlichen Ernst, der doch dabey zu seiner Zeit statt finden kann. So wie ein finsteres mürrisches Wesen, ein unnöthiges Kopfhängen, ein beständiges erzwungenes saures Gesichte, unnütze Grübeleyen, der Gesundheit sehr nachtheilig sind, und zu gar nichts beytragen, als dem Menschen seine Lebenslast zu vergrößern, wohl gar starken Anlaß zur Schwermuth geben, dergestalt, daß ein solcher Mensch der damit behaftet ist, sich nicht selten selbst das Leben nimmt, oder sich wenigstens selbst, den Seinigen und andern zur Plage wird: so, im Gegentheil, wirkt ein froher Sinn eine fast beständige Lebensfreudigkeit, die nach und nach in eine völlige Zufriedenheit mit seinem Schicksale übergehet, und demjenigen der einen solchen freudigen Geist besitzt, den beständigen und hohen Werth der Gesundheit begreiflich macht, so daß er seine Gesundheit nicht durch Murren und Unzufriedenheit (zwey große Feinde der Gesundheit und des Lebens) verletzt oder wohl gar zerstört, wie schon dis oft der Fall war. Wie gesagt, ein froher Sinn bewirkt Gesundheit, und beyde miteinander verbunden, sind das größte Erdenglück. Dazu kommt noch dieser Vortheil, daß ein solcher der Gefahr, Widerwärtigkeit und deren Leiden stark und getrost entgegensieht, und sie oft dadurch bekämpft, und mehr als alle Arzeney, überwindet. Es versteht sich von selbst, daß dieser fast allgemein nützliche frohe Sinn nicht in Leichtsinn und Muthwillen übergehen darf, die sonst oft in Wollust ausarten.

Wollust.

Sind alle unnatürliche Ausbrüche menschlicher Leidenschaften mehr oder weniger der Gesundheit gefährlich und nachtheilig, so ist es besonders die Wollust. So wie Keuschheit eine Zierde und eine große Stütze der Gesundheit in jedem Stande und in jedem Alter, besonders in der Jugend, ist, so zerstört die Wollust die Gesundheit, ja, Leib und Seele. — Sie umringt den Jüngling und die Jungfrau von allen Seiten; sie stellt sich ihnen in tausend lieblichen Gestalten dar, gleichsam wie mit Rosen bekränzt. Alle ihre Lockungen scheinen nichts wider die Gesundheit, sondern lauter Süßigkeit und Herrlichkeit zu enthalten, indem sie den Dolch verbirgt, den sie in ihrem Busen trägt. Dieser Lockung wird gewöhnlich nicht widerstanden; man überläßt sich dem scheinbar freudenvollen Genuß der Wollust, und dünkt sich glücklich. Tausende von schätzbaren Jünglingen haben sich schon von ihr dahinreißen lassen, und haben sich dadurch nach und nach in ein Meer von unangenehmen üblen Folgen gestürzt, wodurch ihre Gesundheit auf immer verloren gieng. Der Honig der Wollust wurde bald in Galle, und die Rosen in Dornen verwandelt. Es ist und bleibt einmal ausgemacht, daß kein Uebel der Gesundheit schädlicher seyn kann, als übertriebene Wollust. Sie zerstört das ganze Nervengebäude bis auf den Grund, verbittert dem Jüngling alles, raubt ihm die Ruhe und alle Freude, verursacht bösartige Krämpfe und Gichter, treibt ihn nicht selten zur Raserey, und macht ihn, mit einem Worte, lebendig todt. Wollust und Trunkenheit sind Brüder, die fast immer miteinander in Gesellschaft sind. Alte und Junge, die ihre Gesundheit hochschätzen und lange zu leben wünschen, müssen sich vor diesem bösen Feinde hüten, weil Mäßigkeit, Arbeitsamkeit und Keuschheit die Hauptstützen der Gesundheit sind.

Aerger oder Verdruß.

Aerger oder Verdruß ist eine Leidenschaft, die, wenn sie herrschend wird, nichts anders als verderbliche Folgen für die Gesundheit haben muß. Unzufriedenheit mit sich selbst und mit seinem Schicksale, ist gemeiniglich damit verbunden, woraus denn leider oft Nervenkrankheiten, und oft wohl gar die Lungen-Auszehrung entsteht, die unheilbar ist. Es ist gewiß, daß der Mensch gegen Glück und Unglück, Recht und Unrecht, nicht gleichgültig seyn kann; wenn aber bey aller gehörigen Vorsicht der Mensch dennoch oft Unrecht leidet, oder unglückliche Dinge nicht verhüten kann, so ist es weit besser man nimmt sie so gelassen als möglich, und hofft auf eine baldige glückliche Wendung seines Schicksals, als wenn er sich durch Aerger Gemüthsunruhen zuzieht, die oft durch keine Medicin zu heilen sind. Ich rathe, daher, eine gelassene Ergebung in seinem Schicksale an, als eine sehr gute Arzeney für die Gesundheit.

Unnatürlicher Zorn.

So viel als nur immer möglich ist, sollte man sich für starke Ausbrüche des Zorns hüten, wodurch schon mancher seine Gesundheit, und wohl gar oft sein Leben eingebüßt hat. Uebertriebener Zorn erhitzt das Blut sehr, drängt es plötzlich nach Kopf und Herzen, und verursacht oft Raserey, Schlagflüße, Entzündung im Gehirn, fallende Krankheit, und dergleichen.— Wem daher seine Gesundheit und sein Leben lieb ist, der sollte mit Fleiß diese böse Leidenschaft bekämpfen, zumal sie doch zu nichts weiters nützt als Uebel ärger zu machen.

Uebertriebene Furcht.

Es ist natürlich und möglich, daß der Mensch auf ganz unerwartete, und im ersten Augenblick, unerklärbare Dinge stoßt, die ihn einigermaßen in Erstaunen setzen, und er fürchtet sich davor. Man sey nur nicht gleich abergläubisch dabey, sondern untersuche gelassen, so wird sich alles offenbaren. Ein furchtsamer Mensch ist nirgends sicher, immer im Zweifel, dadurch raubt er sich selbst unnöthigerweise sein Glück und seine Gesundheit. Besonders aber ist übertriebene Furcht in mancher Krankheit sehr schädlich, verschlimmert immer die Krankheit, und hat schon manchen Kranken, dem durch guter Rath wäre zu helfen gewesen, den Tod zugezogen. Es ist wahr, das Leben ist das liebste was der Mensch hier hat; ein jeder Vernünftige wünscht auch dasselbe zu erhalten so lange als möglich, und ein jeder Mensch scheut daher den Tod als seinen größten Feind. Man muß aber die Liebe zum Leben nicht übertreiben, sonst läuft man oft Gefahr es zu verlieren. Je gelaßener, furchtloser, herzhafter und ruhiger sich der Kranke beträgt, desto eher wird gute Arzeney anschlagen, desto leichter wird die Krankheit zu ertragen seyn. Wer aber gleich den Muth verloren giebt, stellt sich gleich den Tod mit Furcht und Zittern vor, der unterdrückt dadurch oft die noch wenigen Lebensgeister, macht daß auch die besten Versuche seine Gesundheit herzustellen, fehlschlagen, und ist also, in gewisser Hinsicht, Schuld an seinem zu frühzeitigen Tode. Mein Rath ist daher, bereite dich jederzeit in Krankheiten auf die schlimmsten Vorfälle vor, das heißt, sey gefaßt, entschlossen, und fürchte dich nicht; dis wird immer den besten Einfluß auf deine wiederherzustellende Gesundheit haben.

Krankenbesuche.

Hier möchte ich nun gern einige getreue Bemerkungen über Krankenbesuche machen, weil sie sich hier gerade schicken. Der Krankenbesuch ist an und für sich selbst in mancher Hinsicht nöthig, anempfehlungs,= lob und ruhmwürdig, wenn er aus Liebe, guter Nachbarschaft und Mitleiden geschiehet. Der Kranke wird dadurch oft aufgeheitert, sein Leiden wird ihm leichter, und er kann also nichts anders als einen gesegneten Einfluß auf die Wiederherstellung seiner Gesundheit haben. Dieser gute Gebrauch des Krankenbesuchs kann aber leicht schädlich und daher der Genesung des Kranken gefährlich werden, dadurch daß man ihn zur Unzeit überläuft, z. B. wenn er schläft, indem der Schlaf gemeiniglich dem Kranken unentbehrlich nöthig ist; wenn man bey Krankenbesuchen ihn durch unnöthiges und zu lautes Geplauder in seiner Ruhe stört und daher betäubt, oder wenn man in solchen Fällen auf einmal mit zu großer Gesellschaft ihm beschwerlich fällt, und ihm dadurch die so nöthige Luft nimmt. Je nachdem der Raum der Krankenstube ist, so sollten nicht mehr als höchstens zwey oder drey Besuchende auf einmal zugelassen werden, welche sich dann in gehöriger Zeit wieder entfernen sollten, um andern Platz zu machen. Die Gespräche im Krankenzimmer sollten nichts enthalten was einen schädlichen Einfluß auf das schwache Gemüth und Vorstellungen des Kranken haben könne. Man sage ihm ja nicht, daß es gefährlich mit ihm stehe, und komme nicht unberufen mit scheußlichen Bildern des Todes und des Gerichts. Diese schädliche Gewohnheit dient zu gar nichts weiter, schadet aber immer, und könnte nicht nur oft eine merkliche Verschlimmerung der Krankheit, sondern wohl den Tod des Kranken zur Folge haben. Nebenbey ist es auch eine ganz unzeitige Gewohnheit eines Arztes, gerade aus zu ihm oder zu andern bestimmt seinen Abschied vorherzusagen; in welcher gewißen Vorherbestimmung sich auch der geschickteste Arzt schon geirrt hat oder irren kann, und durch diese gewiß verkündigte Todespost, nicht nur dem Kranken geschadet, sondern sich auch selbst lächerlich gemacht hat. Man handele also bey Krankenbesuchen vernünftig und mit Ueberlegung, so ist ein solcher Dienst gut angebracht.

Plötzlicher Schrecken.

Zur Belustigung oder aus Spaß irgend jemand plötzlich, ganz unerwarteter Weise zu erschrecken, hat schon manchen gereut, wenn es oft zu spät war.— Plötzliches Erschrecken hat oft sehr heftige und plötzlich schädliche Folgen. Nicht selten wird dadurch die fallende Krankheit, die sogenannten Gichter oder sonstige krampfartige Vorfälle hervorgebracht; Vorfälle, die oft allen Arzeneymitteln trotz bieten. Man handelt daher sehr klug, wenn man durch solche schädliche Narrheiten die Gesundheit und das Leben seiner Mitmenschen nicht in unnöthige Gefahr setzt.

Verhitzung und Erkältung.

Plötzliche Veränderungen sind, im gemeinen Leben, nicht nur allein sehr auffallend, sondern der Gesundheit oft sehr schädlich. Dis gilt besonders von den Veränderungen der Luft. Plötzlicher Wechsel von Hitze und Kälte macht zwar einen verschiedenen, aber fast immer einen verderblichen Eindruck auf den menschlichen Körper. Bringt man einen erfrornen Körper, in welchem aber doch der Lebensfunke noch nicht gänzlich ausgelöscht ist, in eine warme Stube, so wird er sicherlich nicht wieder zukommen, sondern sicherlich sterben. Legt man aber den nämlichen Körper in Schnee, so kann er sich wieder erholen. Hieraus erhellet nun auch deutlich, daß viele starke Getränke, für einen Menschen der in heftiger Kälte geht, reitet oder fährt, von keinem großen Nutzen seyn können. Es ist Klugheits- und Gesundheitsregel, daß irgend jemand, der bey kalter Witterung lange in freyer Luft sich aufgehalten, daß er alsdann nicht plötzlich in eine sehr warme Stube gehe, sondern zuvörderst ein paar Minuten Othem hole, vorzüglich wenn er stark gegangen oder geritten ist, sonst kann die schnelle Veränderung von der Kälte in die Hitze einen schädlichen Einfluß auf seine Brust und Lunge haben. Freylich würden unsere Stuben im Winter nicht mehr als blutwarm gehalten, so würde der Wechsel nicht so merklich, und daher nicht so ungesund seyn. So wie es sich nun mit dem Wechsel von der Kälte zur Hitze verhält, so verhält es sich auch mit dem Wechsel von der Hitze zur Kälte. Wer seinen Körper auf irgend eine gewaltsame Weise, besonders aber im Winter, in heißen Stuben durch viel starkes Getränk oder durch unmäßiges Tanzen verhitzt hat, der sollte sich sehr in Acht nehmen, daß er sich nicht, ehe er sich gehörig abgekühlt hat, der freyen Luft preißgebe, oder zu viel kaltes Wasser auf einmal trinke. Es ist bekannt, daß wer übrigens durch harte Arbeit im Sommer in der Sonnenhitze sich sehr verhitzt hat, daß er Acht geben müße nicht zu viel kaltes Wasser plötzlich und auf einmal zu trinken, sonst sind die Folgen davon nicht nur immer schädlich, sondern oft tödtlich, wie die Erfahrung schon oft gelehrt hat. Es gehört also besonders mit zur Erhaltung der Gesundheit und zur Abwendung mancher Krankheiten, daß man in dieser Rücksicht vorsichtig zu Werke gehe.

Guter Rath für Weibsleute.

Das weibliche Geschlecht ist, ihrer Lage und Natur nach, mehreren Krankheiten unterworfen als wie das männliche. Es wird daher natürlicher Weise etwas mehr Sorgfalt von demselben erfordert, um gesund zu seyn. Wenn ich hier von Sorgfalt rede, so meine ich keineswegs daß sie sich verzärteln muß, das heißt, daß sie sich in Acht nehmen sollte, damit die Sonne sie nicht anscheine, oder daß sie sich von der freyen Luft und Witterung fast ausschließen oder dafür fürchten müße, oder daß sie sich weder frey bewegen, noch die geringste körperliche Arbeit verrichten dürfe. Gerade das Gegentheil. Die Erfahrung muß dieses bestätigen. Der Unterschied zwischen denen Stadt-Ladies und denen Ladies im Lande, in Rücksicht der Gesundheit, ist merklich. Die einzige Ursache davon ist, daß die Frauenzimmer in den Städten weit mehr eingeschlossen leben, sich wenig in freyer Luft bewegen, und größtentheils noch weniger arbeiten. So muß also gehörige Thätigkeit und häufige Bewegung in freyer Luft, der Gesundheit der Weibsleute sehr zuträglich seyn. Sie sollten also vorzüglich suchen dadurch eben ihre Gesundheit zu erhalten, und keinesweges durch Kunstmittel, als nur im höchsten Nothfalle. Es ist mir keinesweges unbekannt, daß von Zeit zu Zeit immer mehr und mehr treibende, hitzige Arzeneyen und Schmierereyen mancher Art erfunden und ihnen zum heilsamen Gebrauch angerathen werden. Ich weiß aber auch, daß der häufige Gebrauch solcher Mittel meistentheils das Gegentheil von Gesundheit bey ihnen bewirket. Ich heiße solches daher ziemlicher Unverstand. Wenn alte und junge Weibsleute meinen obigen Rath nicht annehmen, der der vernünftigste, der sicherste und daher der beste ist, sondern verlassen sich größtentheils auf Arzeneymittel, so sind sie selbst Schuld daran, wenn sie in Rücksicht ihrer besondern Umstände, oft in lebenslängliche Unordnungen gerathen. Die Natur geht auch hier gewöhnlich über die Kunst. Wenn also alte und junge Frauenzimmer, die diesen meinen guten Rath lesen, denselben annehmen und wie ein goldenes Kleinod aufbewahren, so werden sie nicht viel Arzeney brauchen. Ueberhaupt, wenn ich alles zusammen nehme, so sollten junge Mädchen dazu beständig angehalten, in ihrer frühen Jugend sich gleichsam abzuhärten suchen; das heißt, daß sie sich an alle Arten von Luft und Witterung bey Zeit gewöhnen, und sich für keiner

Arbeit fürchten noch sich schonen, die Weibsleuten zukommt; denn Arbeit ist der Kern der Gesundheit für sie. Ferner sollten sie immer mäßig seyn in Essen und Trinken, sich reinlich kleiden, und in gewissen Jahren sich so viel als möglich für die unnatürliche Befriedigung gewisser wollüstiger Begierden sehr hüten. Ganz vorzüglich sollten sie der Liebe, Zorn und sonstigen Leidenschaften nicht zu viel den Zügel lassen; so wird alles gut gehen, und sie werden immer rothe Backen und eine gesunde Leibesbeschaffenheit besitzen. Uebrigens werde ich in der Folge zu seiner Zeit noch etliche einfache und gute Vorschriften für Frauenzimmer geben, die Bezug haben auf ihre besondere eigene Umstände und Vorfälle.

Regeln der Lebens- und Behandlungsart der Kranken.

Hat man nöthig in gesunden Tagen ordentlich Acht auf seine Lebensart zu geben, wie viel mehr wird es nöthig seyn zur Zeit der Krankheit, besonders in Fiebervorfällen. Auf Reinlichkeit und Ruhe habe ich schon vorhin gesehen, ich will hier nur noch kürzlich erinnern, daß man dem Kranken alle Abend Fußwasser mache. Man nehme zwey oder drey Handvoll Wollkrautblätter mit sammt der Blüthe, und schütte recht heißes Wasser darauf, werfe so viel Küchensalz hinein daß man es recht gut schmecken kann. Dann decke man den Zuber zu und laße es ungefähr zwanzig Minuten stehen. Man fülle dann so viel kaltes Wasser dazu, bis es ungefähr blutwarm ist. Setze den Kranken alle Abend wenigstens funfzehn Minuten hinein, und ein Leintuch oder sonst etwas über seine Knie und Beine und Zuber, damit der Dunst recht bey ihm heraufziehe. Im Fieber sollte die Krankenstube, so wie auch die Bettücher, alle Mittag mit gutem Eßig bespritzt werden. Alle Morgen muß man dem Kranken den Kopf mit halb Eßig und halb Wasser waschen, und bey sehr trockener brennender Hitze muß man ihn mit Eßig und Wasser vom Kopf bis auf die Füße waschen; dis ist sehr kühlend, und bringt ihm einen guten Geruch. Sein Getränk sollte aus Gersten- oder Reiswasser, Toastwasser, Essigpunsch, Lemonade oder Punsch von Kriem of Tartar bestehen. Nimm dazu einen Theelöffel voll Kriem of Tartar in ein gut halb Peint oder Peinttumbler voll recht frischen Wassers, süß gemacht mit Honig oder Molasses. Wenn der Kranke kalt Wasser verlangt, so wehre ihm solches nicht gänzlich, sondern gieb ihm alle halbe Stunde ein halb Theekopchen voll, und lasse ihn es nicht zu griedy trinken: dies wird ihn sehr kühlen. Buttermilch und Boniklabber kannst du ihm auch reichen, wenn er solches verlangt. Gieb ihm nichts zu essen, oder berede ihn ja nicht dazu, wenn der Kranke es nicht verlangt. Gebratene saure Aepfel sind ganz unschädlich, so ist auch ein weich Ey. Dünne magere Suppe ist auch nicht zu verwerfen. Hüte dich aber daß du ihm nichts aufplauderst, sonst schadets ihm immer, du magst ihm geben was du willst. Je weniger der Kranke ißt, desto besser ist es, bis zu seiner Zeit. Hat der Kranke aber ein starkes Verlangen nach irgend einer Eßwaare, die ihm schädlich ist, so gieb ihm nur den Geschmack davon, aber nicht mehr: doch er wird auch im Fieber fast an nichts Geschmack haben. Wenn du dem Kranken ein sauberes Hemd anziehst, so laß es ganz trocken gebügelt seyn, und dann räuchere dasselbe tüchtig ehe du es ihm anziehst. Alle paar Tage sollte wenigstens sein Hemd und alle Woche die Leintücher und Quilt gewechselt werden. Laß von des Kranken Stuhlgang nichts einen Augenblick stehen, sondern trage es hinaus und schütte solches weit vom Hause in ein dazu gegrabenes Loch. Bey der Ruhr und sonstiger unangenehmen ansteckenden Krankheit, räuchere seine Stube wohl, und alle die, welche oft mit ihm umgehen, auf folgende Art. Man nehme die Aschschaufel, oder sonst ein Stück Schieteisen, mache sie glühend, und schütte Eßig darauf in der Stube, wo der Kranke liegt, auch sonst im Hause herum. Willst du dich selbst räuchern, so stelle dich über die Schaufel, und hänge ein Leintuch oder sonst etwas über den Kopf und räuchere dich. Wer oft mit dem Kranken umgehen muß, der schlucke nie seinen Speichel herunter, sondern speye aus. Hat man Licht in der Krankenstube, so stelle man es so, daß es dem Kranken nicht in die Augen scheinet, damit du nicht seine Augen zu sehr schwächest oder ihn am Schlafe hindern mögest. Befolgst du nun diese geringe Vorschrift genau, so wirst du bald den großen Nutzen davon spüren. Ich bin übrigens von ganzem Herzen durch die öftere Erfahrung überzeugt, daß bey Krankheiten es so viel auf die Lebens- und Behandlungsart ankomme, als auf die Medicin selbst. Dies bestätigt selbst Hippokrates, der Stammvater der Medicin, und alle verständige Aerzte.

Schluß der Einleitung.

Es scheint mir außer allem Zweifel zu seyn, daß die Gesundheit eine der größten Glücksgüter auf Erden ist. Die erste Vorschrift, oder das erste Mittel, dieselbe zu erhalten, will ich hier nun in wenigen Worten abfassen. Vermeide alles sorgfältig, wovon du aus der Erfahrung überzeugt bist das du nicht vertragen kannst, oder das dich krank macht, und übe oder thue alles dasjenige, was du weißt das dich gesund und daher glücklich macht. Das alte Sprüchwort: ein jeder Mensch ist der Schöpfer seines eigenen Glücks. Es ist freylich wahr, daß der Mensch, wenn er auch wirklich sorgfältig auf seine Gesundheit Acht giebt, daß er dennoch in dieser Welt Unglücks- und Krankheitsvorfälle nicht gänzlich vermeiden kann; und um solche zu heben und abzuhelfen, dazu ist eigentlich die Medicin bestimmt, erfunden und verordnet. Eben so gewiß ist es aber auch, daß viele Menschen selbst an ihren mannigfaltigen Gebrechen und Krankheiten Schuld sind. Wenn ich durch die öftere Erfahrung überzeugt bin, daß derjenige, der unmäßig ist in Essen und Trinken, sich dadurch mancherley Uebel selbst zuzieht, dennoch aber das erste Naturgesetz der Mässigkeit täglich übertrete, wer ist dann Schuld davon, wenn ich niemals recht gesund fühle? Ist es da nun nicht eine der ersten Pflichten des Menschen, mässig zu leben? Und ist es nicht der Mühe werth, oder wird sie nicht reichlich belohnt? So wie es sich nun mit der Mäßigkeit oder Unmäßigkeit verhält, so verhält es sich mit der unnatürlichen Herrschaft oder Ausbrüche anderer Leidenschaften. Man denke nur kühl und richtig nach. Ist es möglich, daß derjenige Mensch, der sich ohne Bedenken und ohne Umstände fast täglich dem Trunke, der unnatürlichen Wollust, dem übertriebenen Zorn, dem Aerger und Verdruße oder der Schwermuth ergiebt—das heißt, der ein freywilliger und beständiger Knecht solcher bösen Leidenschaften ist—ist es möglich daß ein solcher Mensch gesund seyn kann?. Die Antwort ist sehr leicht; dies ist nämlich schlechterdings unmöglich. Man wird es verfehlen, wenn man da seine Zuflucht zu der Arzeney nehmen will. Für solche Menschen ist kein Kraut gewachsen, es sey denn sie sehen ihren Irrthum ein und verändern ihr Leben. Man suche also nicht in der Medicin was nicht in ihr zu finden ist, und werfe dann, wenn es nicht glücken will, die Schuld auf die Medicin, oder wohl gar auf den Arzt. Gerade so geht es oft mit Manchen, die da wünschen gut durch die Welt zu kommen, oder wohl gar reich zu werden, wenn sie ohne Vorsicht, Arbeitsamkeit, gute Ordnung und Sparsamkeit diesen ihren Herzenswunsch erfüllt zu sehen denken. Will dies denn nicht voran, so werfen sie oft die Schuld auf die Welt und dessen weisen Schöpfer. Welche große Thorheit ist dies nicht!

Ich übergebe nun dieses kleine, in mancher Hinsicht unvollkommene Werkchen, dem deutschen Leser, in der Hoffnung und mit dem Wunsche, daß er sich durch nachdenkendes Lesen genau mit dem Inhalt bekannt mache, und ihn dann recht gebrauche. Ganz vorzüglich ist meine Bitte an ihn, daß er auf dasjenige, was ich in der Vorerinnerung und Einleitung, in Rücksicht der kurzen Anweisung zur Erhaltung der Gesundheit und Abwendung mancher Krankheiten gesagt habe, genau Acht gebe, dasselbe mit der gesunden Vernunft und täglichen Erfahrung vergleiche; so wird er deutlich einsehen, daß es sich gerade so verhält, wie ich es dargethan. Es wird dem Leser dann gewiß zu seinem Besten dienen, wenn er sich in seinem Thun und Lassen darnach richtet. Es ist keine Kunst, sondern Kinderleicht, wenn man sich solches nur recht vornimmt.

Endlich habe ich bey der Wahl der Arzeneyen, die ich in der Folge dieses Werks für die gewöhnlichsten Krankheiten vorgeschrieben, mit Fleiß darauf gesehen, gute aber meistentheils einfache zu verordnen, weil solche am sichersten sind. Es erfordert daher nicht viel Geschicklichkeit und Mühe dieselben zu bekommen, zurechte zu machen und zu nehmen, oder für die Familie zu gebrauchen. Dies gilt auch von wenig zusammengesetzten Arzeneyen. Da wo ich aber mehr und künstlicher zusammengesetzte oder mühsamer zu bereitende Mittel für nöthig geachtet, da habe ich sie in englischer Sprache dem deutschen

Rezept oder Verordnung gerade gegenüber gesetzt, damit man solche, wenn man sie zu gebrauchen wünschet, nur herausschreiben und damit in die Apotheke gehen kann, um sie zubereiten zu lassen. Uebrigens habe ich alle medicinische Namen die in diesem Werkchen vorkommen, sorgfältig deutsch geschrieben, und das auf eine solche Art, daß wer die Worte ausspricht wie er solche buchstabirt, der fehlt nicht in der Aussprache. Mit noch mehrerer Sorgfalt habe ich mich bemüht in Beschreibungen von Krankheiten so kurz als möglich zu seyn, doch aber dabey deutlich, damit der Landmann alles mit leichter Mühe übersehen und fassen möge; für kleine Unpäßlichkeiten, die manchmal in einer Familie vorkommen, nur ein einziges aber bewährtes Mittel vestgesetzt, das man sich immer zu Hause selbst machen und halten kann; das ist der sogenannte Laxir-Wein, der aber dann auch beym Frieren oder Wechselfieber vorzüglich zu gebrauchen ist, und mit großem Nutzen. In Fiebern habe ich auch mit Fleiß darauf gesehen, nicht zu viele, sondern auch nur ein allgemeines aber durch die Erfahrung bestätigtes Mittel vorzuschreiben, wovon man in allen Fiebern, wenn solche nöthig sind, Gebrauch machen kann; ich habe hie und da doch auch manche andere gelinde aber nützliche Laxirmittel verordnet. Kühlungsmittel für die Fieberhitze habe ich zwey der vortreflichsten Mittel gewählt, die du dir alle zwey ganz leicht selbst machen kannst, jederzeit wann du sie brauchst, und die in allen hitzigen Fiebern als Kühlungsmittel zu gebrauchen sind. Auf die nämliche Weise habe ich auch eins oder zwey Brechmittel verordnet. Diese Mittel setze ich also ein für allemal fest, und sind in diesem Werkchen vorangesetzt. Mache dich also nur recht damit bekannt, so wirst du solche mit Nutzen gebrauchen können. Ich habe einen Begriff von den medicinischen Gewichtzeichen ganz deutlich beygefügt, doch aber auch erkläret, damit ein Jeder, der Lust hat, solche lernen und sich darin finden kann. Du findest auch ziemlich im Anfange dieses Werks eine genaue Vorschrift, wie du dich bey der Austheilung der Medicin, jedesmal nach dem verschiedenen Alter zu richten hast, in Rücksicht des Maßes oder des Gewichts, von einem Alter von 7 Wochen bis zu 21 Jahren. Du kannst, wenn du nur etwas denken und dir vorstellen kannst, gar nicht irren. Es wäre auch, meiner Meinung nach, gar nicht schwer, wenn Landleute sich die kleine medicinische Waage und das kleine Apothekergewicht selbst halten würden, um sich nach und nach damit bekannt zu machen. Man sollte sich eine solche geringe Mühe nicht verdrießen lassen, weil dieselbe reichlich belohnt wird. Es wird nur gemeiner Menschenverstand dazu erfordert. Besonders ein junger Mensch kann solches in einer Stunde lernen, zumal da man jetzt Gewichte hat, wo alles mit Zahlen darauf gemerkt ist, wie viel Gewicht ein jedes Stück ist, z. B. so: 1 Dram, ½ Dram, 2 Drams, 1 Scruple, ½ Scruple; das heißt, 1 Dram, ½ Dram, 2 Dram, 1 Skrupel, ½ Skrupel. Eben so verhält es sich auch mit den Gräns, die Zahl ist immer darauf gemerkt. Man sehe nur darauf, helle Gewichte mit deutlichen Zahlen zu bekommen. Dies ist nun alles was ich noch kürzlich habe zu erinnern für nöthig geachtet.— Ich schließe jetzt meine Einleitung mit der herzlichen Ueberzeugung, daß dieses kleine Werk, da wo es richtig gebraucht, von allgemeinem Nutzen seyn wird.

Gesundheits-Schatzkammer.

Laxirungen.

Gelinde Abführungen mögen zuweilen nothwendig seyn, nur hüte man sich für zu starke und schwächende. Zu starke Laxirmittel, besonders wenn sie oft genommen werden, schwächen den Magen und die Eingeweide, und verursachen Unverdaulichkeit. Wer sich einmal am Laxiren gewöhnt hat, der muß immer mehrere haben, so daß er endlich gar nicht mehr ohne sie thun kann, und am Ende hilft es weiter zu nichts, als daß er damit seiner Gesundheit mehr schadet als nützet. Wer übrigens über Hartleibigkeit klagt, der schlafe ziemlich hart, stehe frühe auf, kleide sich so dünne als möglich, sey arbeitsam, eße Rockenbrod, und genieße nicht zu harte Kost. Wenn er diese Regeln befolgt, so werden sie ihm gut kommen. Wer aber demuneracht et glaubt, etwas von Arzeney haben zu müssen, der gebrauche folgenden stärkenden Laxirwein, den man sich beständig fertig im Hause halten kann, und der nicht verriecht, wenn man die Bottel gut zugestopft hält.

Nimm 3 Unz Rabarbara oder Rubarbwurzel, fein geschnitten,
½ Unz Kardamomsaamen, wovon die Hülsen abgemacht sind,
½ Unz Dschenzianwurzel, fein geschnitten,
1 Dram Virginier Schlangenwurzel.

Dis alles zusammen thue in ein Quart guter Lisbon Wein, und schütte ein halb Peint vom besten Brandy dazu. Stopfe die Bottel wohl zu, und laße solches 8 Tage lang am Fenster stehen, wo die Sonne darauf scheinen kann, schüttele es dann und wann, dann ist es fertig zum Gebrauch; du magst es übrigens durchseihen oder nicht. Von diesem nimm Morgens ein halb Tschill, nüchtern; thue es aber nicht ohne Noth. Die Wirkung davon wird dir aber sehr gefallen. Sollte dir dies nicht genug seyn, so magst du auch etwas mehr davon nehmen. Hier will ich nun die Zubereitung des eben erwähnten Laxirweins in Englisch mit den medicinischen Gewichtzeichen hersetzen.

Take 8 ounces ℥iii rhubarb root, cut.
½ ounce ℥ss cardamom seed, husked and bruised.
½ ounce ℥ss gentian root, cut.
1 dram ʒi Virginia snake root.

Put these ingredients into one quart of good Lisbon wine, mixed with half a pint of good Brandy, to be distilled one week. Dose a wineglass full

Fieberlaxirung.

Bey dieser Laxirung will ich erinnern, daß du solche nicht eher machst als bis du sie brauchst, sie möchte sich sonst nicht gut halten; sie hält sich aber doch eine ziemliche Zeit.

Nimm 8 Aunz Rubarbpulver,
2 Aunz gereinigter Salpeter,
8 Aunz weißer Zucker,

Schütte ein Quart kochendes Wasser darauf, und laß es ungefähr 20 Minuten zugedeckt aufsimmern, und seihe es durch; koche es in einem sauberen irdenen Geschirr: halte es in einer zugestopften Bottel.— Gieb dem Fieberkranken Morgens um 3 Uhr ein Weinglaß voll davon für 2 oder 3 Morgen, oder wiederhole solches noch für ein paar Morgen, wenn es nöthig seyn sollte. Sollte die Porzion für manchen zu wenig zu seyn scheinen, so gieb ihm etwas mehr davon. Dies ist eine Laxirung, die mit hinlänglicher Sicherheit und Hoffnung guten Erfolgs gegeben werden kann. Uebrigens sollten Fieberlaxirungen eben so wenig zu stark oder gewaltsam seyn, denn im Grunde ist damit nicht viel ausgerichtet, denn es ist oft sehr schwächend. Denkt man damit die überhäufte Galle abzuführen, so wäre das wohl so eine Sache, aber da wird des Laxirens im Fieber kein Ende. Wenn man durch eine starke Abführung den Magen und die Gedärme ausfeget, so muß man dabey bedenken, daß die Galle demungeachtet stets von neuem in den Magen läuft, der dann leer ist, worin sie dann gewiß eben nicht viel Gutes schafft; denn sie macht besonders dem Kranken unangenehme Empfindungen, reitzt ihn immer zum Brechen, und mattet ihn ab. Da muß man nun immer die Galle wieder ausfegen mit einer neuen Laxirung, und so müßte man denn fortarbeiten. Es ist daher, meiner Meinung nach, immer vernünftiger, man treibt das Laxiren im Fieber nicht zu stark.

Brechmittel.

Brechmittel sind öfters im Fieber nothwendig, sie sollten aber immer im Anfange der Krankheit gegeben werden. Wenn der Kranke über beständige und heftige Uebelkeit klagt, ohne sich erbrechen zu können, so ist es rathsam wenn man ihm ein Brechmittel giebt. Ich will ein paar gute hieher setzen.

Nimm 6 Grän Tartar Emetik, (6 grains tartar emetic) thue denselben in 8 oder 10 Eßlöffel voll Wasser, rühre es recht durch, und gieb dem Kranken alle 10 Minuten einen Eßlöffel, bis er sich erbricht. Man kann ihm dann und wann ein paar Schluck warmes Wasser geben, um die Uebelkeit zu vermehren. Wenn er sich 4, 5 oder 6 mal erbrochen hat, und das Erbrechen will nicht nachlassen, so laß ihn ein wenig gut gesalzene Brühe trinken, die nicht fett ist, so arbeitet es unter sich.—Hier ist nun das andere, das ganz vorzüglich auch für Kinder gut ist. Dies ist der sogenannte Antimonialwein. Ein Erwachsener nimmt einen Eßlöffel voll davon alle 20 Minuten, bis Erbrechen folgt. Kindern giebt man gewöhnlich einen Theelöffel voll, wenn sie von 2 bis 4 Jahre alt sind. Jüngern giebt man etwas weniger, auch alle 20 Minuten, bis sie sich erbrechen. Sollte es sich aber zutragen, daß der Magen durch häufiges Erbrechen schon sehr gereitzt ist, wie beym sogenannten Gallenfieber, so reitze man lieber den Magen nicht mehr durch Brechmittel, sondern gebe dann und wann etwas Kamillenthee, welches viel sicherer und besser ist. Diese vorgeschriebene Laxir- und Brechmittel hat man hier nun in Acht zu nehmen, weil in der Folge oft darauf hingewiesen werden wird.

Kühlungsmittel wider die Fieberhitze.

Im Fieber ist es eine Hauptsache daran zu arbeiten, daß man die unnatürliche Hitze dämpfe. Ich will deswegen zwey sehr wirksame hieher setzen, die man in allen hitzigen Fiebern gebrauchen kann, ausgenommen bey großen Schwachheiten im Nerven- und Teiphusfieber, wo gewöhnlich stärkende Mittel gebraucht werden müssen, um die fast erkaltete und fast erstorbene Natur wiederum zu erwärmen und zu beleben.

Hier ist nun das eine Kühlungsmittel, das allgemein brauchbar ist:

Nimm ungefähr 5 oder 6 Weingläser Lemons- oder Zitronensaft, und im Fall man den nicht haben kann, so nimm guten Weineßig, oder sonstiger recht starker Eßig, (Lemonssaft ist aber das beste) thue es in eine saubere Bottel; zuerst thue aber 2 oder 3

Dram Sal Tartar hinein. Nimm dann den Lemonssaft oder den Eßig, und schütte ihn langsam oder nach und nach auf das Sal Tartar. Wenn die Gährung vorüber ist, so thue 6 Weingläser voll gutes Mintwasser (Balsamwasser) dazu und eben so viel kaltes Wasser, und endlich nimm 2 Weingläser voll guter Zuckerhaus-Molasses und mische ihn hinein; halte es ja gut zugestopft, und gieb dem Fieberkranken alle Stunde einen Eßlöffel voll davon, für Uebelkeit, Hitze und Durst. Ich will nochmal erinnern, daß man in hitzigen Fiebern dem Kranken alle halbe Stunde ein kleines halb Theekoppel voll recht frisches Spring- oder Pumpwasser, wenn er es sehr verlangt, geben sollte.

Hier ist das nämliche Mittel kurz in Englisch. Ich setze oft ein Mittel in Englisch her, um es gleich zu übersehen und augenblicklich abschreiben zu können. Dies Mittel wird man übrigens vortreflich und fast unvergleichlich finden.

3 ounces lemon juice, or good vinegar,
2 drams sal tartar,
3 ounces peppermint water,
3 ounces cold water,
1 ounce sugar-house molasses.

Hier folgt nun das andere, womit man dann nach Gefallen abwechseln kann.

Zweytes Kühlungsmittel.

Kaufe dir in der Apotheke (wo du alles kriegen kannst was ich dir verordne) 2 Unz schwiet Spirit of Neiter, laß 1 Unz Antimonialwein darunter mischen, und halte es dann gut zugestopft, mit einer Blase über den Hals des Glases: gieb dem Fieberkranken alle Stunde 25 Tropfen, in 3 oder 4 Eßlöffel voll recht frisches Spring- oder Brunnenwasser.

Dies wird man ebenfalls sehr nützlich finden. Hier folgt nun das nämliche Kühlungsmittel in Englisch.

2 ounces sweet spirits of nitre,
1 ounce antimonial wine, mixed.

Man merke sich nun, daß ich auf diese Laxir-, Brech- und Kühlungsmittel in der Folge oft hinweisen werde; ich werde solches weiter nicht als nur dem Namen nach wiederholen. Jetzt werde ich nun kürzlich das Apothekergewicht hersetzen.

Apothekergewicht.

1 Pfund enthält	12 Aunz.		1 Dram macht also	60 Grän.	
1 Aunz	=	8 Dram.	½ Dram	=	30 Grän.
1 Dram	=	3 Skrupel.	½ Skrupel	=	10 Grän.
1 Skrupel	=	20 Grän.			

Ein Eßlöffel voll ist das Maas einer ½ Aunz.
Ein Theelöffel voll ist der 4te Theil eines Eßlöffels.
60 Tropfen machen einen Theelöffel voll.

Folgende Regeln kann man sich nun noch ferner merken, die ein für allemal festgesetzt sind. Sie zeigen bestimmt, wie man einem jeden Menschen seinen Theil von Medicin geben muß, nach seinem geringeren oder größeren Alter. Bey dieser Berechnung nehme ich an, daß die Porzion für einen Erwachsenen wäre 1 Dram oder 60 Grän. Mit Tropfen verhält es sich nun gerade so: da kann man also gar nicht fehlen. Wenn also nun 1 Dram oder 60 Grän, oder 60 Tropfen die gehörige Porzion für einen Erwachsenen wäre, so giebt man einem Kinde von

7 Wochen	den	15. Theil	oder	4 Grän	oder	4	Tropf.
Kinde von 7 Monaten		12	do.	5	do.	5	do.
14	do.	8	do.	7½	do.	7	do.
28	do.	5	do.	12	do.	12	do.
3½	Jahren	4	do.	15	do.	15	do.
5	do.	3	do.	20	do.	20	do.
7	do.	½	do.	30	do.	30	do.
14	do.	2	Drittel	40	do.	40	do.

21 do. die gewöhnliche Porzion von 1 Dram oder 60 Tropfen.

Ich habe nun auch kürzlich noch die Merkzeichen des Apothekersgewichts hieher gesetzt, die man sich merken und mit leichter Mühe lernen kann.

Merkzeichen des Apothekergewichts.

℔ i ein Pfund oder 12 Aunz
℥ i ein Aunz oder 8 Dram, oder 8 mal 60 Grän.
ʒ i ein Dram oder 60 Grän.
℈ i ein Skrupel oder 20 Grän.

℔ſs ½ Pfund. ℥ſs ½ Aunz.
ʒſs ½ Dram. ℈ſs ½ Skrupel.

Wer sich die Mühe nimmt, der kann sehr leicht seine Medicin selbst abwiegen, wenn er sich eine medicinische Waage kauft.

Die Gräns sind dünne meßinge Blättchen, die ungefähr so gemerkt sind:

6 gr. das ist 6 Grän.	4 gr. das ist 4 Grän.
5 gr. das ist 5 Grän.	3 gr. das ist 3 Grän.
2 gr. das ist 2 Grän.	1 gr. das ist 1 Grän.

Wenn man halbe oder viertel oder halb viertel Gräns braucht, so muß man ein Grän verschneiden.

Blutreinigung.

Ich will zwey gute Blutreinigungen hier einrücken. Man kann zu jeder Zeit Blutreinigungen nehmen, wenn man es für nöthig erachtet, doch ist es am besten wenn man solche im Ausgange des Monats May, bis in die Mitte Junius gebraucht. Man sollte wenigstens eine oder ein paar Wochen damit fortfahren, und alle Tage, besonders des Morgens, etwas davon nehmen. Man kann dabey seine gewöhnlichen Geschäfte versehen, nur eße man zu der Zeit nicht zu oft gesalzenes Schweinefleisch und nicht zu viel gesalzene Fische, und trinke wenig oder gar kein starkes Getränk. Man trinke alle Morgen, eine Stunde vor dem Morgenessen, wenigstens ein Tschill davon. Hier folgt nun das eine Blutreinigungsmittel.

Man nehme zwey Theile von der Klettenwurzel und einen Theil gute Sassafraswurzel, und mache, indem man kochend Wasser darauf schüttet, einen mittelmäßig starken Thee davon, und trinke ein gutes Tschill lauwarm davon, nüchtern.

Das andere Blutreinigungsmittel.

Nimm ein Aunz Kriem of Tartar und ein Aunz Schwefelblüte, mische solches wohl durcheinander, und nehme alle Morgen einen guten Theelöffel voll in einem Tschill gutes Molasseswasser, und fahre damit fort bis es all ist. Allemal wenn man fertig ist mit der Blutreinigung, so sollte man ein halb Tschill von dem Laxirwein nehmen, eines Morgens nüchtern. Das Blut zu reinigen, dann und wann des Jahrs, ist oft sehr nöthig und nützlich, und kann niemals schädlich seyn, und ist gemeiniglich viel besser als zu Ader lassen.

Mittel um zu schwitzen.

Wer gerne schwitzen möchte, der mache sich einen ziemlich starken Thee von getrockneter Holderblüte 2 Theile, u. einem Theil Rosenblätter, getrocknet, dazu thue man zwey Theelöffel voll Anissaamen, Abends kurz vor dem Schlafengehen, mache sich dabey ein gutes Fußbad von Wollkraut oder Krottenbalsam, und lege sich dann aufs Ohr.—Schwitzen mag zu gewissen Zeiten, besonders wenn man sich erkältet hat, seinen großen Nutzen haben.

Von Fiebern überhaupt.

Fieber sind die gewöhnlichsten und häufigsten Krankheiten, denen der menschliche Körper unterworfen ist. Sie stimmen meistentheils darin miteinander überein, daß sie eine Vereinigung von Hitze, Durst, Mangel an Appetit, Schwachheit, Schlaflosigkeit und Schmerzen mit sich führen. Oftmals überfallen sie den Menschen plötzlich und heftig; oftmals kommen sie ganz gelinde und nach und nach an. Wenn das Fieber plötzlich ankommt, so ist der Schauder oder Frost so viel stärker, der denn oft mit Brechen, Uebelkeiten, heftigem Kopf- und Rückweh, und sonstigen Merkmalen verbunden ist.— Kommt das Fieber aber nach und nach an, so fühlt man verschlagen und schmerzhaft über den ganzen Körper; Eckel, verbunden mit heftigen Kopf- und Rückschmerzen, Steifigkeit in den Gliedern, und Hitze und Durst folgen darnach. Fieber entstehen gewöhnlich aus ungesunder Luft, Unmäßigkeit, heftigen Gemüthsbewegungen, äußerlicher und innerlicher Schaden, Ansteckung, überhäufte, oder unterdrückte, oder gänzlicher Mangel der gewöhnlichen Ausleerungen, außerordentlicher Grad und Wechsel von Hitze und Kälte. Fieber theilt man gewöhnlich ein, in die beständigen, die weder viel ab noch zunehmen, so lange sie währen; in die nachlassenden, die gewöhnlich gegen Abend und des Nachts an Heftigkeit zu, und gegen Morgen nachlassen oder abnehmen, aber nicht gänzlich aufhören, wie das sogenannte Remittent Fieber: und endlich gänzlich für eine kurze Zeit aufhörende, wie das kalte oder Wechselfieber. Das Scharlach-, Fleck- und Faulfieber haben ihren Namen von den röthlichen, gelben und blauen Flecken, die darin zum Vorschein kommen. Das Scharlach und Fleckfieber sind sehr seltene Fieber in diesem Lande, wenigstens in Pennsylvanien; so kommt auch das Faulfieber sehr selten. Ich werde mich nur auf die gewöhnlichen Fieber einschränken.

Wechselfieber, gemeiniglich das Frieren oder Ague genannt.

Die Kennzeichen des kalten Fiebers sind so allgemein bekannt, daß ich es für unnöthig ansehe, solche anzuführen. Dieses Fieber schleicht sich heutiges Tages fast in allen Gegenden unsers Landes mehr oder weniger herum; gewöhnlich hält es sich an Riviers, und in niedrigen sumpfigen Plätzen auf, wo ungesunde Nebel und unreine Feuchtigkeiten häufig aufsteigen, die oft das Frieren verursachen. Doch können auch öfters widrige, feuchte und unreine Häuser, eine zu magere Lebensart, das Essen unzeitiger oder zu vieler Steinfrucht, wie z. B. Pflaumen, Süßkirschen und andere Steinfrucht, Nachtnebel, auf feuchten Boden zu schlafen, große Ermüdungen, zu vieles Wachen, Unterdrückung mancher Leidenschaften, u. s. w. an dieser Krankheit Schuld seyn. Oft ist es schwer zu bestimmen, je nachdem die Umstände sind.

Mittel.

Nimm alle Morgen nüchtern, um 3 oder 4 Uhr, für 4 Morgen nacheinander, ein gutes halbes Tschill von dem stärkenden Laxirwein, und sollte dir das nicht Abführung genug machen, so nimm etwas mehr. In der Zwischenzeit, wenn du das Frieren nicht hast, so lebe so gut als du kannst. Guter Wein, Hinkel- und Fleischsuppen sind nicht schlecht; auch magst du weiche Eyer, Kustard und allerley zeitige Frucht, nur keine Steinfrucht essen. Ueberhaupt trinke ein gut Glas guter Johannistrauben-Wein, weil er immer der reinste ist. Wirst du nun dein Frieren in 4 oder 5 Morgen nicht loß, so will ich dir hier zwey Mittel anrathen, wovon du dir eins wählen kannst. Wenn du kein Kauard bist, so ist dies das Beste. Suche dir zuvörderst einen gehörig tiefen, und wenn möglich, steinfreyen Platz im Wasser auf, besonders auch wo du ungesehen bist. Drey Fuß Wasser ist tief genug. Gieb dann wohl Acht, wenn du das Frieren ziemlich nahe zu seyn glaubst, wenn dir z. B. die Nägel anfangen blau zu werden, so eile hurtig an den Platz, den du dir ausersehen hast, und ehe du schüttelst; oder halte dich nahe bey dem Platz herum auf, daß du gewiß in der Sache bist, und nimm etwas mit, dich abzutrocknen, auch ein wenig Kordial oder ein Schluck guten Brändys. Strippe dich so geschwind du kannst, und stürze dich, Kopf voran, ins Wasser, unters Wasser, und aber augenblicklich wieder heraus, trockne dich ab, trinke ein wenig Kordial oder Brändy, und ziehe deine Kleider an und nimm einen Spaziergang: dein Frost und Schütteln geht dann das Wasser herunter, und du wirst es desselbigen Tages gewiß nicht spüren. Du wirst solches Plunschbad höchstens kaum 3 oder 4 mal versuchen, so wirst du dein Frieren abgespült haben. Du magst aber doch noch dann und wann das Plunschbad zu deiner Stärkung gebrauchen, und wenn du dann ein wenig regelmäßig lebst, bist mäßig im Essen, Trinken, Arbeiten und allen deinen sonstigen Wegen, so bist du es los für die Sieson. Das Schauerbad ist auch nicht zu verwerfen, so wie ich dasselbe vorhin beschrieben habe. Sollte aber jemand zu bange seyn dies zu thun, das im Grunde gar nichts ist, und das auch jedes Weibsbild thun darf, es sey denn zu gewissen Zeiten, so mußt du deine Zuflucht zu den Quinein-Pillen nehmen. Fange es ungefähr auf folgende Art an: Kaufe dir ungefähr 68 oder 70 Quinein-Pillen, eine jede Pille sollte $1\frac{1}{4}$ Grän guter Quinein enthalten. Von diesen nimm zuvörderst 12, das Frieren abzuthun. Du fängst damit an ungefähr 11 Stunden zuvor ehe der Frost kommt, und fährst fort alle Stunde eine Pille zu nehmen, so wirst du es los. Das Wechselfieber ist eine ziemliche Plage; oft wenn man es zu lange hat, so entsteht dadurch oft eine Leberkrankheit: man sollte es deswegen suchen los zu werden so geschwinde wie man kann. Wenn man nun das Frieren auf die Art wie vorhin beschrieben abgethan hat, so muß man wenigstens für zwey Wochen alle Tage 4 Quinein-Pillen fortnehmen, damit der Körper recht gestärkt werde: man nimmt eine Pille auf einmal auf den leeren Magen, vier mal des Tages.

Lungen-Auszehrung

Ist eine der gefährlichsten Krankheiten, welchen der menschliche Körper unterworfen ist, und wenn sie einmal recht eingesetzt hat, ist sie unheilbar.

Kennzeichen.—Ein kurzer trockener Husten, Mattigkeit und allmählige Abnahme der Lebenskräfte, kleiner, geschwinder und weicher Puls, Schmerzen in der Brust, schaumigter Speichel und Auswurf, der nach und nach gelb und fest wird, geschwindes und ängstliches Athemholen, verbunden mit Ausmergelung des Körpers und vermehrten Schmerzen, immerwährendes Fieber, das hektische genannt; häufiges Nachtschwitzen und Durchlauf. Ich habe diese Krankheit mit Fleiß ein wenig genau beschrieben, damit man sie von der sogenannten Nervus Dikäh, die auch mit einer Brustbeklemmung und kurzen Husten verbunden ist, wohl unterscheiden möge, und daher manche vorgeben, die Lungen-Auszehrung kurirt zu haben. Manche Menschen bilden sich oft ein, wenn sie mit dieser Krankheit behaftet sind, daß sie die wirkliche Auszehrung der Lunge haben, welches doch nicht der Fall ist. Weil man sich aber durch diese Einbildung schadet, so will ich hier ein besonderes und untrügliches Kennzeichen hersetzen, woran man die Lungen-Auszehrung erkennen kann. Dies ist, wenn die Matter die der Kranke auswirft, schwerer ist wie Wasser, und wenn solche ins Wasser geworfen wird, zu Boden sinkt, und wenn ein beständiges Fieber damit verbunden ist.

Ursache.—Die Hauptursache dieser Krankheit sind, heftige Erkältungen und eine ausschweifende Lebensart.

Behandlungsart.—So viel ich weiß, hat man bis jetzt noch kein Mittel ausfindig machen können, diese Krankheit zu heilen. Wäre es möglich, das sogenannte hektische Fieber zu dämpfen, so würde sich die Entzündung in der Lunge legen, und es wäre dann vielleicht eine Heilung möglich. Reisen in warme Länder, lange Seereisen, sind schon oft mit Nutzen versucht und daher sehr anzuempfehlen. Flannell auf der bloßen Haut getragen ist durchaus nöthig. Kühlungsmittel wüßte ich hier kein beßeres als dies: Nimm 2 Dram Gum-Ammoniack und verreibe sie in einem Peint Wasser, dann mische 2 Aunz Sirup von Squills (Meerzwiebeln) dazu und schüttele es recht durcheinander. Nimm alle Stunde davon einen Eßlöffel voll. Das zweyte Mittel ist dies:

Nimm Tußilago und isländischer Moos, gleiche Theile, und ungefähr 1 Aunz Süßholzwurzel, und schneide das Süßholz recht fein und trinke nach Belieben Thee davon.

Beständiges hitziges Fieber.

Kennzeichen.—Ueberlaufen, ziemlich bald darauf hohes Fieber, rothes heißes Gesicht, ein ziemlich voller und geschwinder Puls, braunröthliches und wenig Wasser, eine heiße Haut, weiße Zunge, Hartleibigkeit, und geschwindes Athemholen.

Ursache.—Starke Erkältung, heftige Arbeit in der Sonnenhitze, Unmäßigkeit, so wie überhaupt eine ausschweifende Lebensart.

Behandlungsart.—Wenn der Kranke stark

und vollblütig ist, und er überaus große Hitze und Schmerzen im Kopfe klagt, so laß ihm gleich im Anfange zur Ader, ungefähr ein Peint, welches man nach Befinden der Umstände am nächsten Morgen wiederholen mag, doch sollte dies nie ohne die größte Noth geschehen, weil es gemeiniglich die Krankheit verlängert. Früh Morgens um 3 Uhr ein gut Weinglas voll von der Fieberlaxirung, und wiederhole solches am nächsten Morgen, wenn es nöthig ist. Kühlungsmittel findest du Seite 40 und 41, die du ihm alle halbe oder ganze Stunde giebst. Halte die Krankenstube ganz ruhig, kühl und dunkel, und sprize sie oft mit Eßig; überhaupt behandle den Kranken so wie ich in der Einleitung verordnet habe. Für die anhaltende fürchterliche Hitze im Kopfe sind Zugpflaster ins Halsgenick, und Mustardpflaster, die aus Mehl, Eßig und zerstoßenem Mustardsaamen gemacht werden, mit ein wenig Meerettig darüber gerieben. Laß solche liegen bis sie den Platz recht roth gezogen haben. Die Zugpflaster läßt man von 10 bis 12 Stunden liegen, und hält nachher die Wunde auf mit gebähten Krautblättern, so lange es nöthig thut. Weil in dieser Krankheit fast immer eine trockene fürchterliche Hitze ist, so wäre es zu wünschen und sehr anzurathen, daß man hier das Schauerbad gebrauchen würde, besonders am 3ten oder 4ten oder 5ten Tage der Krankheit. Der Nutzen davon ist unvergleichlich. Man sey geschwinde an der Arbeit. Das Wasser sollte man, 3 Eimer voll, in Bereitschaft haben. Ein paar sollten den Kranken auf seinen Füßen halten, während denn andere mit dem Begiessen beschäftigt sind. Den ersten Eimer voll schütte man recht oben auf die Scheitel, damit das Wasser hinten und vornen herunter laufe; den andern Eimer voll schütte man ihm vom Hals an die Brust hinunter, und den dritten vom

Genicke den Rücken herunter. Das ganze sollte nicht länger als höchstens eine Minute währen: der Kranke sollte dann hurtig abgetrocknet und ins Bette gelegt werden; und dies kann man alle Morgen wiederholen, so lange man es für nöthig erachtet. Wenn man dieses thut, so bin ich überzeugt daß in zwey oder drey Tagen der Unterschied so merklich in Rücksicht der Abnahme der Hitze und des Fiebers seyn wird, daß man sich verwundern wird; und ich sage noch einmal, es ist nicht die allermindeste Gefahr dabey, man kann es mit Sicherheit thun, wenn die Hitze trocken ist. Dies Mittel hat sich schon oft fast allein als hinlänglich bewiesen, das Fieber zu brechen, wo alle andere und gute Mittel fruchtlos waren. Zugpflaster an beyden Händen, auf der Rist, recht über den Puls gelegt, die man 10 Stunden liegen läßt, sind sehr gut, so wie auch auf den Waden. Wenn man aber bey alle dem für das Schauerbad sich fürchtet, so sollte man den Körper von Kopf bis zu Füße mit halb Eßig und halb Wasser alle Morgen sorgfältig abwaschen.

Das Remittent oder nachlassende Fieber.

Kennzeichen.—Dies Fieber fängt anfänglich mit Ueberlaufen und Schaudern an, worauf denn ziemlich bald eine fast unerträgliche Hitze, mit heftigen Kopfschmerzen, tiefen Schmerzen in den Augen und in den Gliedern folgt. Die Hitze dauert oft 10 bis 12 Stunden ununterbrochen fort, scheint aber dann gänzlich fortzugehen, so daß der Kranke sich oft die ersten zwey oder drey Morgen besser und wohl gar gänzlich befreyt glaubt. Das Fieber hört aber keinesweges gänzlich auf, sondern läßt nur merklich nach in der Heftigkeit, so daß der Kranke sich etliche Stunden nachher betrogen findet. Das Fieber nimmt mit doppelter Heftigkeit wieder zu, Kopfweh und Uebelkeit, wozu oft häufiges Brechen kommt, auch Rückweh nimmt zu, und alles erscheint weit schlimmer. Man heißt es daher, weil es im Anfange ab- und zunimmt, aber nicht gänzlich aufhört, das nachlassende Fieber. In diesem Fieber zeigt sich oftmals, je nachdem es behandelt wird, nicht nur allein das Gallen-, sondern auch das Teiphus- und oft das Faulfieber.

Ursache.—Böse Dünste in der Luft, die der Mensch oft einathmet, und die auf seine Leibesbeschaffenheit, besonders wenn sie vorher nicht recht gesund ist, einen schädlichen Einfluß haben, besonders auf den Magen.

Behandlungsart—ist in Rücksicht der Lebensart ein für allemal so, wie ich für alle Fieber in Rücksicht des Tranks, der Ruhe und der Reinlichkeit festgesetzt habe, das man sich daher in der Einleitung dieses Werks sorgfältig merken muß. Man sollte übrigens dieses Fieber jederzeit behandeln wie man es täglich findet. Im Anfange, das heißt im ersten und zweyten Tage des Fiebers ist hauptsächlich darauf zu sehen, daß man die große Entzündung so geschwind als möglich vermindere, und wenn das Fieber sehr hoch, das heißt, der Puls voll und geschwind ist, der Kranke von einer starken und vollblütigen Leibesbeschaffenheit, dabey sehr heftige Kopfschmerzen vorhanden, daß man dem Kranken ungefähr ein Peint zur Ader laße, das man, wenn es höchst nothwendig ist, am nächsten Morgen wiederholt. Ohne die höchste Noth sollte man aber nicht zur Ader lassen, weil es oft die Krankheit verlängert, und oft wohl gar macht daß sie in Teiphusfieber übergeht, wo es oft scheu aussieht. Das häufige Brechen kann man mit Kamillenthee erleichtern, dann und wann lau getrunken. Sollte es aber zu seiner Zeit nicht aufhören wollen, so gieb dem Kranken ein paar

Eßlöffel voll frische Milch von der Kuh weg, oder mache ihm einen gerösteten Haberthee und gieb ihm dann und wann davon zu trinken. Wenn das Brechen sich gelegt hat, so gieb ihm für ein paar Morgen die Fieberlaxirung, die ich vorhin verordnet habe, Morgens um 3 Uhr. Am Mittag fange mit den Kühlungsmitteln an, und setze sie alle Stunde fort, wie ich in der Einleitung verordnet habe. Sollten sich manchen Tag Schwachheitsmerkmale zeigen, so gieb dem Kranken ein wenig Wein und Wasser, oder Porter und Wasser, oder alle zwey oder drey Stunden eine Quincin-Pille. Finden sich aber am nächsten Tage wieder Merkmale von Hitze und Entzündung, so gieb ihm die kühlende Mittel wieder, und so auf und an, je nachdem du den Kranken täglich findest, in hitzigen oder schwachen Umständen, mußt du ihn behandeln, so wird das Fieber gewöhnlich am 9ten oder 10ten oder auch am 14ten Tage gehoben seyn. Bey der Wiederherstellung sey aber im Essen und Trinken vorsichtig.

Teiphus- oder Nervenfieber.

Kennzeichen.—Niedergeschlagenheit des Gemüths, Müdigkeit und große Schwachheit, abwechselnde Hitze und Frost, Last im Magen und den Gedärmen, verwirrte Gedanken. Darauf folgen Schwindel, Kopfschmerzen, schweres Othemholen, schwacher und flüchtiger Puls, trockene Zunge mit einer braunen Krust darauf, Schwitzen auf der Stirn, Hände trocken und vor Hitze glühend, weil das Gespräch des Kranken oft wild ist.

Ursache.—Sorge und Kummer, zu armselige Lebensart, zu enge und unreine Wohnung, unnatürliche Befriedigung der Wollust.

Behandlungsart.—Ist der Kranke hartleibig, so gieb ihm Morgens um 3 Uhr ein Glas von der Fieberlaxirung, das man, wenn es nöthig seyn sollte, noch einmal wiederholen kann. Gieb ihm Johannistrauben-Wein, so viel als sein Magen von Zeit zu Zeit vertragen kann, bis die Schwachheit gehoben wird. Alle Abend gieb dem Kranken von 50 bis 60 Tropfen Ladanum in ein wenig süßem Mintthee. Wenn der Kranke zu gedankenlos wird und zu viel und zu lange aus dem Kopfe ist, lege ihm ein derbes Zugpflaster ins Genick, und wenn das nicht hilft, so mußt du ihm eins auf die Scheitel legen; doch wenn du ihm hinlänglich Wein giebst, so wird er schon zukommen, daß dies oft unnöthig ist. Für zu starken Durchlauf gieb dem Kranken dann und wann einen Eßlöffel voll Brändy mit Zucker dick süß gemacht. Reinlichkeit ist vorzüglich auch eine ziemliche Hülfe in dieser Krankheit. Noch ein anderes vortrefliches Stärkungsmittel ist die Muskmixtur, die auf folgende Art zurecht gemacht wird.

Nimm Musk 1 Dram,	Musk 1 dram,
Gumarabik, zu Pulver gemacht, 1 Dram,	Gum Arabic, powdered, 1 dram,
Weißer Zucker 2 Dram,	White sugar 2 drams,
Wasser 6 Aunz.	Water 6 ounces.

Laß den Musk und den Zucker zusammenreiben, dann schütte das Wasser nach und nach dazu. Gieb dem Kranken davon alle 2 Stunden einen Eßlöffel voll, zu stärken. Nun noch etwas für den Durchfall, der oft in dieser Krankheit sehr hartnäckig, und wenn er nicht bey Zeiten gehoben wird, tödtlich ist.

Nimm Kreidemixtur 4 Aunz,
Tinktur von Kieno 1 Dram,
Zusammengesetzte Lavender-Tinktur 1 Dram,
Ladanum 30 Tropfen: Mische dies zusammen.

Chalk mixture 4 ounces,
Tincture of Kino 1 dram,
Lavender Compound 1 dram,
Laudanum 30 drops—mixed.

Gieb dem Kranken von dieser Mixtur für den Durchlauf alle zwey. Stunden einen Eßlöffel voll, so lange es nöthig ist. Wasche ihn dann und wann von Kopf bis zu Fuß mit halb Eßig und halb Wasser, mit einem Schwamm, das wird ihm gut kommen. Wasche ihm das Maul oft aus mit Alaunwasser. Löse dazu 1 Aunz Alaun in ein Peint Wasser auf; oder nimm zwey oder drey Messerspitzen voll gepulverter Borax und mische denselben in einen Eßlöffel voll Honig, und wische mit einem leinenen Stopfer damit dem Kranken die Zunge und das ganze Maul. Wenn du dies alles schön befolgst, wirst du deinen Kranken bald auf der Besserung haben. Vor allen Dingen laxire ihn nicht zu viel.

Stechen oder Plurisie.

Merkmale.—Scharfer schmerzhafter Stich in der Seite, von den falschen Rippen an bis an die Schulter, der beym Othemholen immer schlimmer wird.

Behandlung.—Laß dem Kranken augenblicklich ein und ein halbes Peint Blut laufen, wenn es heftig ist, an der nämlichen Seite wo das Stechen ist, und wiederhole solches wenn es nöthig ist. Lege dem Kranken ein großes Zugpflaster von der Brust an bis in die Seite. Gieb dem Kranken darauf 3 bis 4 Eßlöffel voll Kastoröhl. Wenn die Laxirung ausgeschafft hat, so löse 2 Dram gereinigter Salpeter in einem Peint Theerwasser auf, und gieb dem Kranken alle Stunden einen Eßlöffel voll davon.

Kolick.

Es giebt zweyerley Arten von Kolick; die eine ist die Windkolick; die andere gefährliche ist die krampfartige Gallenkolick. Die Windkolick kann man leicht durch das beständige Rumpeln in dem Magen und Gedärmen erkennen. Diese Kolick hat nicht viel auf sich, man nehme nur dafür ein Weinglas voll guter Brändy in halb so viel Mintwasser, so wird sie bald gehoben seyn. Die Bilius oder Gallenkolick ist eine andere ziemlich gefährliche Krankheit, wenn sie im Anfange nicht recht behandelt wird.

Kennzeichen.—Heftige, unausstehliche Schmerzen, die sich um den Nabel herum drehen und bohren: die Haut des Unterleibes zieht sich gleichsam wie ein Ball zusammen; außerordentliche Hartleibigkeit, wobey oft sogar ein Brechen des Stuhlgangs Platz nimmt.

Behandlungsart.—So bald als es nur immer möglich ist, gieb dem Kranken 80 bis 90 Tropfen Ladanum in einem Eßlöffel voll Mintwasser. Sollte das den Schmerz nicht legen, so wiederhole die Porzion in einer halben Stunde, wo der Schmerz wohl nachlassen wird. Ein ganz sicheres Mittel ist es wenn man gleich im Anfange der Krankheit 6 Grän Opium mit 45 Grän Rubarb vermischt, und gieb es einem Erwachsenen auf einmal, und wenn dies in einer oder zwey Stunden nicht hilft, so giebt man noch einmal die Hälfte von dem, nämlich 3 Grän Opium und 20 Grän Rubarb. Dies Mittel hat noch selten das erste mal gefehlt. Dazu macht man folgenden Umschlag über den Nabel: Nimm eine Handvoll Gartenbalsam, thue denselben in ein Quart guten Vorlaufs oder Brändys, mache es recht heiß, nimm ein Stück Flannel und tunke es ein, und lege solches dem Kranken auf den Leib so heiß als er es leiden kann: wenn es kalt wird, wiederhole es oft. So bald der Stuhlgang gehet, so braucht man dem Kranken in der Folge fast weiter nichts als alle zwey oder drey Stunden 30 bis 35 Tropfen schwiet Spirits of Neiter in ein wenig lauwarm, süßgemachtem Thee zu geben, um die Entzündung abzuhalten. Natürlicherweise sollte der Kranke ja nicht sogleich darauf schwere Kost essen, sondern was leicht zu verdauen ist, als Boniklabber, Buttermilch, gebratene saure Aepfel, u. s. w. Leute die dieser Krankheit unterworfen sind, sollten größtentheils Fleischspeisen essen, und nicht viel Gemüse. Sie sollten auch keine blähende Getränke trinken, als Bier, und dergleichen. Man sollte sich für naße Füße, für Verkältung und für übertriebene Befriedigung der Wollust hüten.

Brechen und Laxiren, Cholera Morbus genannt.

Diese Krankheit ist immer mehr oder weniger gefährlich, besonders wenn sie nicht recht behandelt wird. Wasche den Magen zuvörderst recht aus mit schwacher Hinkelbrühe, Kamillenthee oder Reiswasser; laß den Kranken ziemlich davon trinken. Gieb ihm dann einen guten Theelöffel voll Ladanum, oder nimm einen Theelöffel voll Ladanum und einen halben Theelöffel voll Ither in ein wenig Mintthee, und wiederhole die Porzion in einer halben Stunde, wenn es nicht gänzlich helfen sollte. Mache zur nämlichen Zeit Umschläge über den Magen, wie ich vorhin verordnet, und lege dem Kranken Blasen mit so heißem Wasser an die Füße, als wie ers leiden kann. Sollte sich das Brechen nicht legen, so mache ihm gerösteten Haberthee. Menschen die dieser Plage ausgesetzt sind, sollten Flannel auf der blosen Haut tragen und mäßig leben. Kindern theilt man diese Medicin nach ihrem verschiedenen Alter aus, wie ich in der Ordnung vorgeschrieben habe.

Lax oder Durchfall.

Den Lax sollte man eigentlich ja nicht sogleich stoppen, weil die Natur sich selbst helfen will, und vielen Schleim und Unrath dadurch wegschaft, wenigstens sollte man sich den Lax auf ein paar Tage gefallen lassen, die Natur unterstützen durch fleißiges Trinken von Hinkelbrühe, Reis- oder Gerstenwasser, Kamillenthee u. s. w. Wenn du aber anfängst matt zu werden, so gebrauche die Kreide-Mixtur, so wie ich sie im Teiphusfieber verordnet, du magst aber Tages zuvor ohngefehr 3 Eßlöffel voll Kastoröhl nehmen; und dann den nächsten Tag mit der Mixtur die ich im Teiphusfieber verordnet, anfangen bis der Lax aufhört.

Fieberkuchen.

Für denselben nimm für eine Woche oder 10 bis 12 Tage alle Morgen und Abend einen Theelöffel voll halb Kriem of Tartar und halb Schwefelblüthe durcheinander gemischt in Molasses Wasser. Dann nimm eines Morgens ein Weinglas voll von der Fieberlaxirung, so wird er nach und nach abnehmen und vergehen.

Entzündung in den Gedärmen.

Diese Krankheit unterscheidet sich kaum von der Bilius Kolick, ausser wenn man bey der Kolick mit dem Finger den Leib des Kranken drückt, so fühlt er etwas Erleichterung, bey der Entzündung der Gedärme aber verursacht solches mehr Schmerzen; solches muß man sich daher wohl merken. In dieser Krankheit sind die nämlichen Merkmale wie bey der Bilius Kolick. Laß keinen Augenblick vorbey streichen, denn schleunige Hülfe muß da seyn, sonst ist alles umsonst. Laß dem Kranken augenblicklich am Arm zur Ader, ungefähr 1½ Peint bis zu 1 Quart. Thue darauf den Kranken sogleich darauf ins warme Bad ganz. Decke das Badgeschirr oben zu, als wenn du ihn schmoddern wolltest, und halte ihn so lange darin wie er es aushalten kann. Nachher lege ihm ein großes Zugpflaster auf den Bauch, und laß es 10

Stunden liegen. Weil gewöhnlich des beständigen Brechens halber der Kranke nichts bey sich behält, so muß man ihn klistiren. Man nehme dazu ein Tschill Molasses, ½ Tschill Baumöhl und ½ Peint süße Milch, alles lauwarm und recht durcheinander gerührt, und sprütze es denn blutwarm zu ihm. Wiederhole dies alle 12 Stunden. Sollte der Schmerz in 6 oder 8 Stunden nach dem ersten Aderlaß sich nicht legen, so nimm noch einmal ein Peint Blut am Arm, so wird der Schmerz wohl nachlassen. Halte die Wunde des Zugpflasters offen, indem du Krautblätter aufbähest. Jetzt will ich nun noch die sogenannte Oelmixtur vorschreiben, die oft bey dem Kranken bleibt wenn er alles andere wegbricht.

Nimm 2 Aunz Kastoröhl und das Gelbe von einem Ey, und rühre solches untereinander; dann kriege dir in der Apotheke 2 Dram Lavender-Compaund, 1 Aunz weißer Zucker und 5 Weingläser voll Wasser hast du selbst; mische alles wohl durcheinander und gieb dem Kranken einen Eßlöffel voll davon alle Stunde, bis es wirkt. Wenn du nun den Kranken auf diese Art behandelst, so wirst du ihn 9 aus 10 mal retten. Alles was du aber in dieser Krankheit thust, muß geschwinde geschehen. Aufschub ist immer tödtlich.

Die Ruhr.

Die Ruhr ist im August und September oft eine gewöhnliche Krankheit, die aber immer mehr oder weniger gefährlich ist, besonders für Kinder. Ich habe daher mit Fleiß ein paar gute Mittel hier vorgeschrieben. Das eine rührt von Herrn Henrich Langenecker, Kaufmann in Lancaster, her, der sich durch die Bekanntmachung dieses schätzbaren Mittels, meiner Meinung nach, sehr um die Menschheit verdient gemacht hat.

Es ist ein ganz einfaches Mittel, das ein jeder Bauer oder Bürger sich in seinem Garten selbst ziehen und halten kann. Es ist die Wurzel einer Pflanze, die man im Deutschen Storchschnabel heißt. Für Kinder von 2 bis 7 Jahren nimmt man eine ½ Aunz von dieser Wurzel und thut sie in ein ½ Peint süße Milch, läßt solches bis zum Tschill einkochen, und trinkt solches so warm als möglich auf einmal, alle 2 Stunden zu wiederholen, bis die Ruhr nachläßt. Kinder unter 2 Jahren nehmen etwas weniger. Die Porzion für Kinder von 7 bis 14 Jahren ist ¾ Aunz und 3 Tschill ganz süße Milch darauf, auf die Hälfte eingekocht, auf einmal warm getrunken und alle 2 Stunden wiederholt. Von 14 bis 21 Jahren ist die Porzion 1 Aunz in einem Peint süße Milch gethan und halb eingekocht. Nach Herrn Langeneckers Aussage von der sicheren und gewißen Wirkung dieses Mittels, ist es unvergleichlich: es kann in jedem Alter und zu jeder Zeit in der Ruhr genommen werden, ist schon oft von Herrn Langenecker an vielen Menschen probirt, und hat noch nie gefehlt. Man handelt daher sehr klug, wenn man dieses Kraut anpflanzt, und Herr Langenecker erbietet sich den Landleuten etwas Saamen davon mitzutheilen. Das andere Mittel nun ist folgendes. Man nehme

8 Aunz Rubarbwurzel, ganz fein geschnitten,
2 Dram guten Anissaamen,
1 Skrupel guter türkischer Opium,
2 Dram gereinigter Salpeter,
4 Aunz weißer Zucker.

Schütte 2 Peint kochendes Wasser darauf, und laße es ganz langsam einkochen bis zu 1½ Peint; seihe es dann durch und thue es in eine Bottel, zugestopft. Von dieser Mixtur nimmt man alle Morgen ein Weinglas voll für 3 Morgen, dann brauche die verordnete Mixtur, wie ich sie im Teiphusfieber vorgeschrieben habe. Dieses Mittel habe ich ziemlich sicher gefunden, nur hilft es nicht so geschwinde wie das obige, und ist mühsamer zu machen.

Blutstillen.

Dies vortrefliche Mittel haben wir ebenfalls der Güte und Menschenfreundlichkeit des Hrn. Langeneckers zu verdanken, und ist auf alle Fälle zu gebrauchen, so jemand sich unglücklicher und zufälliger Weise eine oder mehrere Adern abhackt oder durchschneidet, besonders auch die große Ader, wo das Blut plötzlich gestillt werden muß. Da dieses so einfach in seiner Art, und so kräftig, sicher und schnell in seiner Wirkung ist, nach der Erfahrung die Herr Langenecker davon hat, so können es besonders Landleute und jedermann nicht hoch genug schätzen; und ein jeder sollte es sich daher angelegen seyn lassen, dieses unvergleichliche Mittel zu halten. Hier folgt es nun. Nimm

2 Aunz Frensch Brandy,
1 Dram venedische Seife,
1 Dram Potasche.

Schabe die Seife ganz fein und laß sie in dem Brandy zergehen. Dann thue die Potasche dazu, schüttle es recht gut, halte es gut zugekorkt, schabe etwas Leinwand, tunke dasselbe ein, und thue solches lauwarm auf die Wunde.

Jedermann der bedenkt, in was für einer Lebensgefahr sich derjenige Mensch befindet, wenn er das Unglück hat, sich eine oder mehrere Adern, oder wohl gar die große Pulsader abzuhauen, schneiden oder stechen, und wie oft im Lande das beste Hülfsmittel, z. B. die sogenannte Torinquet nicht zeitig genug zu haben ist, und sonstige Mittel nicht hinlänglich sind, der wird es dem Herrn Langenecker Dank wissen, daß er dieses einfache und gewisse Mittel der Welt geoffenbaret hat.

Nasenbluten.

Nasenbluten kann oft mit Aufschnuppen von recht kaltem Wasser leicht gestillt werden. Bey sehr vollblütigen Menschen, die sich entweder zu hart angestrengt, oder einen zu harten Fall oder zu harten Streich über die Nase bekommen haben, kann es leicht gefährlich werden. Man merke sich daher folgendes: Man setze den Kranken aufrechts, mit dem Kopfe ein wenig zurückgebogen, mache ihm den Hemdkragen auf, und laße ihm möglichst die freye Luft geniessen durch Oeffnung der Fenster. Man lege geschwind ein ziemliches Tuch, in kalten Eßig und Wasser getunkt, auf sein Gemächte und ein anderes hinten ins Genick. Wenn der Puls sehr voll ist, mag man ihm am Arm zur Ader lassen. Wenn dies nicht hinlänglich ist, so feuchte man etwas geschabte Leinwand an mit Brandy und rolle es in gepulverter feiner Alaun. Man befestige den Stöpfel an etwas, und stecke es ihm dann herauf in die Nasenlöcher, so daß man solches nach Belieben wieder herausziehen kann. Doch, das erste Mittel ist gewöhnlich hinlänglich.

Blutspeyen.

Das Blut das aufgehustet wird, sieht gemeinlich hellroth und schaumig aus. Die Ursache davon kann entweder die Auszehrung, oder Vollblütigkeit, oder der plötzliche Bruch eines Blutgefäßes seyn. Es läßt sich immer vom Blutbrechen unterscheiden, an der hellen rothen Farbe und schaumigten Natur. Wenn es nicht zu schlimm ist, so kann man es dadurch stillen, wenn man dem Kranken einen Eßlöffel voll Küchensalz zu verschlucken giebt. Sollte es aber ziemlich schlimm seyn, so mag man dem Kranken am Arm zur Ader lassen, und ihm alle 3 oder 4 Stunden 2 oder 3 Grän Bleyzucker mit einem Grän Opium gemischt, geben. Sollte es aber außerordentlich heftig seyn, so daß das Blut gleichsam wegfließt, so gebe man dem Kranken 5 oder 6 Grän Bleyzucker mit 2 Grän Opium vermischt, auf einmal. Die größte Ruhe sollte man dem Kranken gönnen. Kalte verdrückte Rüben sollten seine Kost, und kaltes Reiswasser sein Trank seyn.

Zweytes Mittel.—Man nehme vom Kraut von Ehrenpreis, im Schatten getrocknet, schneide es fein, und nehme davon so viel als man gut greifen kann mit 4 Fingern und dem Daumen, und Brennesselwurzel gedörrt, fein geschnitten, so viel als man mit dem Spitzen von 2 Fingern und dem Daumen greifen kann, und von der großen Klettenwurzel die nämliche Quantität als wie Brennesselwurzel, thue es in ein irdenes Geschirr, schütte ½ Peint kochendes Wasser darauf, decke es wohl zu, und lasse es eine kleine Weile stehen. Eine halbe Stunde vor dem Frühstück, vor dem Mittagessen und Abendessen, ein halb Tschill. Màn halte damit an bis man besser fühlt. Man lasse dabey alle 14 Tage ein halb Peint zur Ader, nehme sich für Erhitzung und Verkältung in Acht, ·sträne sich nicht, und esse wenig Fleisch; sey übrigens ganz mäßig in der Lebensart.

Blutbrechen.

Ein Fluß von dunkelm Blute aus dem Magen, dabey man zuvor gemeinlich eine schwere Last und Druck im Magen spürt. Gewöhnlich ist das Blut das heraufkommt mit Nahrungstheilchen vermischt. Man nehme 30 Tropfen von der muriäted Tinktur of Eiron, (muriated tincture of iron) in einem halb Peinttumbler voll kalten Wasser, alle Stunde bis das Bluten nachläßt.

Weiße Geschwulst (White Swelling.)

Dies ist eine höchst langwierige und böse Krankheit, wenn sie nicht gleich und gehörig kurirt wird, die größtentheils Kinder und junge Leute angreift. Sie kommt entweder in einem Gelenke oder oben und unter demselben. Die Hauptsache worauf man bey diesem Uebel zu sehen hat, ist, daß augenblickliche Mittel gebraucht werden, die heftige Enzündung, die besonders am Knochen ist, zu vertheilen. Wenn dies nicht geschieht, so setzt sich Materie am Knochen an, es fängt an zu schwellen und schmerzt unerträglich; es muß dann zusammengezogen und aufgemacht werden, wodurch dann 9 aus 10 lahm werden, und dabey unaussprechlich viel leiden müssen. Ich will daher sorgfältig die Merkmale dieses Uebels beschreiben, und zwar genau, daß man jederzeit diese Krankheit erkennen kann. Zuvörderst merke man sich, wenn der Kranke nicht auf das Bein stehen, oder, wenn es am Arm, den Arm nicht brauchen kann. Dabey wird er nicht leiden können, wenn man nur mit dem Finger hinweißt, und thut als ob man den Platz wo der Schmerz ist, angreifen wolle; und wenn endlich der Kranke fast ohne Aufhören heulet und schreyt. Wenn du nun diese Kennzeichen in Acht nimmst, so verliere keine Zeit und lege den Kranken zuvörderst ganz ruhig hin, und laße ihn ja das wehe Bein oder Arm nicht bewegen oder wohl gar darauf stehen. Dann gebrauche dies Mittel, welches ich dir jetzt verrathen will, und das du dir beständig zum Gebrauch fertig in deinem Hause halten kannst, und das noch nie, wenn es zur Zeit gebraucht ist, gefehlt hat. Das Mittel kostet wenig; es kostet kaum mehr als 3 Cent für eine Kur, und gewöhnlich in 24 Stunden springt das Kind wieder herum.

Nimm von 2 bis 4 Dram krud Salammoniack, und thue solches in 1 gut Quart so kalt Wasser als du wohl kriegen kannst; hast du Eis, so thue ein Stück hinein, desto besser ist es. Es wird sich gleich auflösen. Habe zwey weiche leinene Tücher an der Hand, und tunke eins davon in das Wasser, drücke es etwas aus. Dann lege dasselbe auf den schmerzhaften Platz. So bald dasselbe trocken wird, welches in 20 Minuten oder eher, der großen Hitze wegen, geschehen wird, so nimm dasselbe ab und tunke das andere ein, und schlage es auf; und so fähreſt du fort, Tag und Nacht, ohne Aufhören, das heißt, die Tücher zu wechseln, bis der Kranke Ruhe kriegt, welches gewöhnlich in 24 oder 30 Stunden der Fall ist. Du hast besonders darauf zu sehen, daß die Aufwärter nicht einschlafen und die Zeit verhuppaßen. In dieser Krankheit heißt es ein wenig zu spät, viel zu spät. So bald dieses Uebel bey Kindern oder andern wahrgenommen wird, so muß dies Mittel gebraucht werden, dann fehlt es nicht.

Würmer

Haben bey den Kindern ihre besondere Kennzeichen, als Nasenjucken, zuweilen auch heftiges Jucken am Hintern, stinkigter Othem, Auffahren im Schlafe, Zähnknirschen, Verhärtung des Bauchs, allmählige Abzehrung, Kolick, und oft Zuckungen oder Gichter, besonders auch ein bleiches Angesicht, und große hohle Augen. Es hat dreyerley Arten von Würmern, auf die ich aufmerksam machen will: Die erste Art ist der weiße Fadenwurm, der gewöhnlich gefunden wird an dem untern Ende des Mastdarms, nahe am Gesäß, wo er ein unnatürliches Jucken bewirkt. Klistiere von Kalkwasser bringen oft ganze Nester davon weg. Folgendes Mittel ist aber noch besser:

Nimm Sokotorin Aloes 1 Aunz, Likoris 2 Aunz, Koriandersaamen ½ Aunz, Tschin 1 Peint. Distillire solches in einer Bottel in der Sonne, dann seihe es durch. Gieb einem Kinde alle Morgen einen

Theelöffel voll, für einen Erwachsenen 2 Eßlöffel voll. Dazu muß man aber Carolina Pinkruth ziemlich stark abkochen, und einen Theelöffel voll davon alle Morgen mit vorhingesagter Aloestinktur vermischen, eben so auch verfahren mit 2 Eßlöffel voll für einen Erwachsenen. Dieses Mittel dient auch zugleich für den runden Wurm.

Runder Wurm.

Der runde Wurm sitzt in den kleinen Eingeweiden und oft selbst im Magen. Er ist von ungleicher Länge, von 3 bis 8 Zoll lang. Gebrauche die nämliche Aloestinktur, mit der Abkochung von Pinkruth, auch für ihn. Wenn aber oft alle andere Mittel fehlschlagen, so nimm Tobacksblätter, klopfe solche in starkem Eßig und lege sie auf den Leib; sie haben noch immer Dienste gethan. Je nachdem die Kinder alt sind, wird man ihnen von 1 bis 2, bis 4 und 5 Theelöffel voll von der Aloestinktur geben müssen, z. B. einem Kinde von 8 bis 10 Jahren und drüber.

Bandwurm.

Dieser Wurm ist bey weitem der gefährlichste für die Menschen. Er bewohnt oft den ganzen inwendigen Kanal im Menschen, und ist oft sehr hart zu vertreiben, besonders wenn die rechten Mittel nicht angewandt werden. Das beste, bewährteste und sicherste Mittel wider den Bandwurm ist Spirit of Turpentein. Ein jeder der dies Mittel gebrauchen will, der sollte Tags zuvor dünne Kost essen, und den nächsten Morgen nüchtern gieb einem Kinde von 5 oder 6 Jahren ½ Aunz Spirit of Turpentein in ein wenig Reiswasser. Die Porzion ist von einer halben Aunz bis zu 2 Aunz für Erwachsene. Von Kindern geht er gewöhnlich mit Stumpf und Stiel, von Erwachsenen aber nicht oft auf einmal, und daher muß die Porzion in vier oder fünf Wochen drey mal wiederholt werden. 1½ Aunz ist eine ziemliche Porzion für einen Erwachsenen zu nehmen. Dies Mittel hat noch nie gefehlt, wenn es recht gebraucht wird. Es hat zweyerley Art von Bandwurm, der runde und der platte, der fast weiß aussieht. Sie sind alle gelenksweise zusammen gewachsen. Der Bandwurm ist oft von 50 bis 60 und mehr Fuß lang, und macht die nämliche Merkmale im Menschen wie andere Würmer, nur immer viel ärger.

Gravel.

Dies ist eine Plage, womit viele Leute behaftet sind, und ist sehr schmerzhaft und beschwerlich. Ich brauche die Kennzeichen nicht hieher setzen, denn sie sind nur zu gut bekannt.

Behandlungsart.—Nimm dem Kranken zuvörderst ein Peint Blut, am Arm, und dann setze ihn augenblicklich ins warme Bad. So bald er aus dem Bade kommt, so sollte er klistirt werden, auf die Art wie ich verordnet habe, mit Molasses, Baumöhl und süßer Milch, lauwarm. Nimm eine Handvoll Kröttenbalsam in Spirit und Wasser, halb und halb, oder Wisky, ziemlich warm, tunke Tücher drein, und lege solche ihm aufs Gemächte, und gieb dem Kranken nichts als Reis- oder Gerstenwasser, Flachssaamenthee oder etwas ähnliches, zu trinken. Für die Reitzbarkeit des Magens und das Brechen gieb ihm 40 oder 50 Tropfen Ladanum in etwas Kröttenbalsamthee. Ganz starker Kaffee, ohne Raum oder Zucker, legt oft die Schmerzen. So bald die Schmerzen sich gelegt haben, muß man dem Kranken Kastoröhl geben. Ich will nun hier ein paar gute Mittel für den Gravel hersetzen. Hier ist das eine:

Nimm 2 Theile ungelöschter Kalk und 1 Theil

Potasche, schütte es zusammen und laß es stehen bis es zusammen läuft. Will es sich nicht gleich auflösen, so schütte ein wenig Wasser dazu. Man muß es dann sorgfältig durchseihen. Die Porzion für einen Erwachsenen ist von 30 bis 40 Tropfen in ein wenig Flachssaamenthee. Die Porzion kann nach und nach vergrößert werden bis 50 oder 60 Tropfen, 2 mal des Tages, oder man kann nach und nach so viel geben als der Magen vertragen kann. Hier ist nun das andere Mittel:

Nimm Terpenteinöhl, schwiet Spirits of Neiter, Wachholderbeerenöhl, Balsam of Sulphur, von einem jeden eine halbe Aunz, und mische solches.— Nimm 15 oder 16 Tropfen in einem Weinglas voll Wasser, 3 mal des Tages. Leute die diesem Uebel unterworfen sind, sollten sich für heftige Bewegung hüten, täglich etwas von Zwiebeln essen, mäßig leben, und wenn sie etwas trinken wollen von Likker, so sollte es holländischer oder heimgemachter Tschin seyn.

Husten.

Wenn der Husten unausstehlich wird, so laß dir folgendes in der Apotheke zurecht machen.

Nimm Tinktur of Tolu 3 Dram,
Elixir of Paragorik ½ Aunz,
Tinktur of Squills 1 Dram.—Laß es gemischt werden.
Tincture of Tolu 3 drams,
Paregoric Elixir ½ ounce,
Tincture of Squills, 1 dram.—To be mixed.

Nimm 2 Theelöffel voll davon in einem Glas Gersten- oder Reiswasser, beym Schlafengehen, oder sonst wenn der Husten arg ist.

Ein anderes ganz einfaches Mittel für den Husten.

Nimm kochendes Wasser ein halb Peint, Johannistrauben-Tschelly einen Eßlöffel voll, und schwiet

Spirit of Neiter einen guten Theelöffel voll. Mische das Tschelly in das Wasser und laß es recht auflösen, und dann thue den Neiter hinein. Beym Schlafengehen nimm einen Eßlöffel voll, oder wann der Husten beschwerlich wird.

Ein anderes.

Nimm 4 Dram Meerzwiebeln-Syrup,
4 Dram Paregorik Elixir,
4 Dram Syrup of Poppies.

4 drams Syrup of Squills,
4 drams Paregoric Elixir,
4 drams Syrup of Poppies—mixed.

Schüttle dieses recht durcheinander, und nimm einen Theelöffel voll, in ein wenig Thee oder warm Wasser, wenn es nothwendig ist.

Blauer Husten.

Weil dieser böse Husten so häufig herumgeht, so will ich ein kräftiges Mittel dafür verordnen, das in einer Woche gewöhnlich hilft.

Nimm 1 Skrupel Sal Tartar,
10 Grän Koschiniel,
1 Peint Wasser.

1 scruple Sal Tartar,
10 grains Cochineal,
1 pint of water and 2½ ounces white sugar.

Löse dieses zusammen auf, und rühre so viel weißer reiner Zucker hinein, daß es recht süß wird. Gieb einem Kinde von 2 oder 3 Jahren alt, einen halben Eßlöffel voll, 4 mal des Tages; einem Kinde von 4 Jahren und drüber, einen Eßlöffel voll, 3 oder 4 mal des Tages. Ziehe dem Kinde aber sogleich ein roth Flannel-Hemd an.

Ringwurm

Ist bekannt genug und braucht nicht beschrieben zu werden. Mische mehr blauer Vitriol in ein Aunz Wasser, als wie dasselbe auflöset. Berühre den

Ringwurm damit, etliche mal des Tages, so wird er gemeiniglich vergehen. Der gemeine Muschruhm, der auf fetten Plätzen wächst, ist fast das beste Mittel den Ringwurm zu vertreiben: reibe ihn oft damit; es hat fast noch nie gefehlt. Auch ist die sogenannte Zitrin oder Tarsalbe ziemlich gut.

Wassersucht.

Die Wassersucht ist eine Krankheit die sehr gut geheilt werden kann, wenn in gehöriger Zeit die rechten Mittel angewandt werden. Es versteht sich von selbst, daß man eine mäßige Lebensart führen, so wenig Wasser als nur immer möglich trinken, oder wenn man ja dann und wann etwas Wasser trinken muß, daß man solches mit etwas guten Wein vermische. Eine Krust Brod, dann und wann ins Maul gesteckt, verhindert oft den Durst, wenn man sonst nichts salziges ißt. Alle 10 oder 12 Tage sollte man wenigstens eine Aunz Salz Morgens nüchtern zur Abführung nehmen, und den Magen und die Gedärme mit schwacher Hinkelbrühe recht ausspülen. Uebrigens mache dir folgendes zu rechte. Nimm 1 Gallon mittelmäßiger strenger Seider, mache denselben kochend heiß, und thue dann 2½ Aunz Squills oder Merzwiebeln hinein, dann nimm 2 Händchen voll Peterle-Wurzel, 2 Händchen voll Meerrettigwurzel gerieben, 2 Aunz Wachholderbeeren, und 2 Aunz gereinigter Salpeter hinein, in einen guten saubern Gallenkrug, der gut zugestopft ist. Setze denselben in recht heisser Asche und lasse es 12 Stunden darin stehen, schüttele es oft um und lasse es dann kalt werden. Gieb dem Kranken ein gut Weinglas voll davon 3 mal des Tages, allemal kurz vor dem Essen. Wenn er etwas mehr von der Mixtur ertragen kann, so mag er etwas mehr nehmen: das Wasser wird stark genug abgeführt, und der Kranke völlig wieder hergestellt werden.

Magenkrampf.

Heftige krampfartige Schmerzen im Magen, so heftig, daß oft Ohnmacht erfolgt. Gib in aller Eile einen Theelöffel voll Ladanum, mit einem halben Theelöffel voll Ither vermischt in ein wenig heissem Wein. Thue den Kranken sogleich ins warme Bad, und lege ihm Blasen mit recht warmem Wasser über den Magen und an den Fußsohlen. Wenn die erste Porzion Ladanum und Ither nicht hilft in 20 oder 30 Minuten, so wiederhole die nämliche Porzion, so wird der Krampf bald weggenommen seyn.

Magen-Entzündung.

Dis ist mit eine der gefährlichsten Krankheiten, denen der menschliche Körper unterworfen ist, und wenn nicht schnelle Hülfe kommt, so ist es bald vorbey mit dem Kranken.

Kennzeichen.—Ein vestgesetzter brennender Schmerz im Magen, der Puls geschwind und hart, plötzliche und große Schwachheit, Brechen und Hikkup, Ohnmacht, feuchtes Schwitzen und bald der Tod, wenn keine Hülfe kommt.

Ursache.—Wer sehr überhitzt und durstig ist und trinkt viel kaltes Wasser auf einmal, der kann es leicht bekommen. Plötzliches Zurücktreten der Krätze, Gaut, Aussätzen, u. d. gl. mehr, kann diese Krankheit leicht hervorbringen. Man muß diese Krankheit unterscheiden von der Entzündung in den Gedärmen, bey dem Orte wo der Schmerz ist, der nämlich gerade unter dem Brustknochen an dem Mund oder Pit des Magens ist, und dann durch den Hikkup und das Brechen.

Behandlungsart.—Hier ist kein Augenblick Zeit zu verlieren, wenn einem das Leben des Kranken theuer ist. Aderlassen ist hier eins der Hauptmittel, welches den Kranken retten kann. Man lasse dem

Kranken von 1½ Peint bis zu 2½ Peint Blut; je nachdem der Kranke vollblütig ist oder nicht, sollte man mit dem Aderlassen verfahren, 1½ Peint ist was das wenigste. Wenn keine Linderung oder wenig erfolgt, muß man in 6 oder 8 Stunden die Hälfte Blut am Arm lassen, und so fort alle 6 bis 8 Stunden, bis die Entzündung gehoben ist. So geschwind als man dem Kranken zur Ader gelassen hat, muß man ihn ins warme Bad thun, und nachher ein großes Zugpflaster legen über den Magen, das man 10 Stunden liegen läßt. Darauf sollte man ihm ein warmes Klistier geben, von Milch, Molasses und Baumöhl, und wenn der Magen es annimmt, so giebt man ihm 20 Tropfen Ladnum alle 3 Stunden, welches sehr gut ist. Wenn man den Kranken auf eine solche ordnungsmäßige Art behandelt, so kann man ihm sehr oft das Leben erretten. Man sollte ihn ganz ruhig lassen, wenn er auf der Besserung ist, und die strengste und allermäßigste Lebensart sollte beobachtet werden.

Leberentzündung.

Diese Krankheit läßt sich sehr leicht erkennen, an dem schmerzhaften Gefühle daß der Kranke beständig unter den falschen Rippen hat, besonders wenn man auf den schmerzhaften Theil drückt. Der Kranke kann auf der linken Seite gar nicht liegen, auch hat er Schmerzen in der rechten Schulter, und ein trauriges grüngelbes Ansehen.

Ursachen.—Die Entzündung der Leber kommt oft von dem kalten oder Wechselfieber her, wer es zu lange hat, auch kann oft Entzündung, scharfe Galle, Trunkenheit oder auch ein zu häufiger Gebrauch von starkem Getränk Schuld daran seyn. Diese Krankheit läßt sich besonders dadurch vom Stechen unterscheiden, daß immer ein Schmerz in der Schulter dabey ist, und dadurch daß der Kranke gar nicht auf der linken Seite liegen kann. Im Anfange kann man dem Kranken nach Maasgabe seines Alters, seiner Stärke und der Heftigkeit des Schmerzes, zur Ader lassen. Lege ihm besonders Tücher aus heiß Wasser gerungen, so heiß als er es leiden kann, auf den schmerzhaften Platz, und wiederhole solches so bald als die Tücher kalt werden. Laxirungen sollten gar nicht genommen werden, man kann aber anstatt deren ein wenig Honig und Manna durcheinander gemischt dann und wann nehmen. Oftmals ist es sehr nöthig ein ziemliches Zugpflaster aufzulegen, das man mit Krautblättern eine Zeitlang offen halten sollte. Gieb dem Kranken 3 oder 4 mal des Tages von 35 bis 40 Tropfen Schwiet Spirits of Neiter um zu kühlen. Flachssaamen-Thee ist ein gut Getränk in dieser Krankheit.

Gelbsucht.

Diese Krankheit nimmt man zuerst wahr, an dem Weißen im Auge, welches gelb wird: dann wird bald darauf die ganze Haut gelb. Das Wasser wird Saffrangelb. Die Ursache davon ist eine Verstopfung der Galle. Die Gelbsucht kann aber auch andere Ursachen haben, wie z. B. heftige Leidenschaften, als Zorn, Kummer und Sorgen. Auch können die Gallen- oder Bilius-Kolik, Muttergichter und zu starke Laxirungen Schuld daran seyn. In dieser Krankheit sollte man besonders ganz mäßig leben, reife Früchte und Gemüse allerley Art, Fleischbrühe, ganz leichtes Brod, rc. essen. Buttermilch und Molken sind vortrefliche Getränke. Laufen, Fahren und Reiten und sogar Springen ist sehr dienlich. Wenn der Kranke über den Magen und Gegend der Leber Schmerzen hat, kann man ihm zur Ader lassen, besonders wenn er vollblütig und jung ist. Man gebe ein paarmal ein Brechmittel, in 2 oder 3 Tagen eins von denen, die ich vorhin verordnet habe. Für eine Laxirung gebe man ihm Kastiel Seife, man gebe ihm so viel bis sie laxirt. Man thue besonders den Kranken oft ins warme Bad bis unter die Arme, und lasse ihn lange darin sitzen. Die beste Medizin ist folgendes: Nimm 2 Dram Spirit of Terpentein und 3 Dram Ither, und mische solches. Davon gib dem Kranken alle Morgen 50 Tropfen, und gib ihm brav Flachsaamen-Thee darauf. Dis hat fast noch nie gefehlt.

Entzündungsrumatis.

Diese offenbart sich durch heftigen Schmerz und Geschwulst und Entzündung in einem oder mehrern großen Gewerben. Der Schmerz geht oft von einem Gewerbe zum andern, wobey oft sehr hohes Fieber ist. Wenn die Geschwulst groß, Schmerz und Fieber sehr heftig sind, so muß man 2 Morgen nacheinander dem Kranken ein gut Peint Blut abzapfen. Den 3ten Tag gib ein Weinglas voll von der Fieberlaxirung, welches man oft in 2 oder 3 Tagen wiederholen muß. Am 4ten Tage fange an und gib von 30 zu 40 Tropfen Schwiet Spirit of Neiter in etwas süß gemachtem warmen Thee; damit fahre fort alle 3 Stunden, bis die Entzündung sich leget, und das wird der Fall seyn, sobald der Kranke recht in den Schwitz kommt. Leute die dieser Krankheit unterworfen sind, müssen ein Flannel-Hemd auf die Haut tragen.

Langstehende rumatische Schmerzen.

Diese Art von Rumatis ist ganz ohne Fieber und ohne Geschwulst. Man muß ja nicht zur Ader lassen. Man mag zuvörderst eines Morgens den Laxir Wein nehmen. Kriege dir dann ein Peint Vorlauf, ein halb Peint Spirit of Hartshorn, und 2

Aunz Kampfer. Laß den Kampfer zuerst in dem Vorlauf auflösen, und dann thue Spirit of Hartshorn dazu. Schüttle es wohl durch und reib solches ein beym Schlafengehen wo es dir wehe thut, und so alle Abend, bis der Schmerz fort ist. Du wirst dieses Mittel fast unfehlbar finden. Trage aber ein Flannell-Hemd auf die Haut.

Krebs.

Das beste Mittel wider denselben ist folgendes: Nimm Pokewurzel, brate sie ziemlich mürbe in der Asche, dann brate auch eine ziemliche Zwiebel in der Asche. Nachdem solche ziemlich mürbe sind, blase die Asche sauber ab, und mische davon gleiche Theile untereinander, und reibe sie recht fein. Dann nimm rother Prezipitat und menge so viel davon darunter, bis die Salbe ziemlich dunkelroth aussieht; es muß aber alles derb gerieben werden, damit es eine schöne Salbe giebt. Schmiere dann davon ein Pflaster ziemlich dick und groß genug um über den Schaden zu gehen, lege alle Morgen ein neues Pflaster auf, 3 oder 4 Morgen, oder bis du siehest daß die Wurzel des Krebses gänzlich losgeht, und du selbige mit einer feinen Zange herausziehen kannst. Wenn du aber Morgens das Pflaster abnimmst, so mußt du jedesmal die Wunde auswaschen mit einer starken Abkochung von Halber-Gaul, und das muß alle Morgen geschehen. Merke dir aber wohl, daß es deine Schuldigkeit ist, sobald du gewiß weißt daß du einen Krebsschaden an dir hast, daß du augenblicklich dieses herrliche Mittel brauchst.

Bös Ding am Finger.

Nimm von 3 bis 4 Dram krud Sal Ammoniak, oder in Platz von dem, so viel Bleyzucker, und thue solches in ein Peint Vorlauf, schüttle es bis es vergangen ist. Gieße dann so viel in ein Theekoppel, daß du deinen Finger untertauchen kannst, und halte das böse Ding so lange drin, bis du kein Gefühl mehr drin hast, so ist es getödtet.

Salzfluß oder faules Bein.

Nimm das nämliche was ich so eben verordnet habe, nämlich 3 Dram Bleizucker in einem Peint Vorlauf, und wasche die Wunde 2 oder 3 mal des Tages damit; in der Zwischenzeit lege ein Pflaster darauf, von 2 Theil Unschlitt, 1 Theil Roßin, und ein Theil Schmalz, zusammen geschmolzen. Während du aber dis thust, mußt du 2 oder 3 Wochen die herrliche Blutreinigung von Klettenwurzel und Saßafras trinken, die ich dir vorhin vorgeschrieben habe, des Tages 2 oder 3 Theekoppel voll, und nicht viel Schweinefleisch, Hochgesalzenes oder gesalzene Fische essen, auch nicht viel Grundbeeren, und bey Leibe nicht viel Likker trinken. Ich will noch ein wirksam Mittel wider den Salzfluß hier mittheilen. Nimm ungelöschten Kalk, mache denselben zu einem feinen Pulver, und streue etwas davon Abends beym Schlafengehen in die Wunde, und lege dann ein Pflaster von Hirschunschlitt darauf, und fahre damit eine geraume Zeit fort; bey alle dem mußt du aber Blutreinigungs-Thee trinken. Durch eine mäßige Lebensart und pünktlichen Gebrauch dieser Mittel kann man gewöhnlich den Salzfluß mit Gewißheit heilen und auch sicher. Wann er geheilt ist, muß man sich in Acht nehmen, daß man sich nicht an den alten Schaden stoßt. Man sollte dann und wann Blutreinigung trinken, und sehr mäßig leben.

Wehe Augen.

Wenn eine starke Augenentzündung Statt findet, besonders bey Erwachsenen, so daß die Augen gleichsam mit Blut überschossen und zuweilen auch Specks darein kommen, so muß man ein gut Peint am Arm zur Ader lassen, und wenn die Entzündung sehr groß ist, so muß man solches in ein paar Tagen wiederholen. Nimm nachher 1 Aunz Rosenwasser und thue von 20 bis 25 Grän weißer Vitriol hinein, schüttle es wohl durcheinander und laß es 24 Stunden stehen, und dann seihe es durch feine leinene Lappen. Wasche die Augen alle Morgen mit frischem Springwasser aus. Thue dann 3 oder 4 mal des Tages mit einer Feder in die Augenecken, daß du es fühlen kannst. Nimm während der Zeit, für eine Woche lang, alle Morgen nüchtern 1 Eßlöffel voll Kriem of Tartar in ein wenig Milch und Wasser. Die Alaunsalbe ist auch sehr gut. Man nimmt nämlich ein Stück Alaun und reibt damit das Weiße von einem Ey, bis es eine Salbe giebt; solche legt man Abends beym Schlafengehen zwischen zwey leinene Lumpen auf die Augen, und bindet dieselbe mit einem dünnen Tuche zu, und läßt solches die Nacht aufliegen.

Für die Schwären an den Augenliedern.

Nimm eine halbe Aunz reines Schweinefett und eben so viel weißes Wachs, schmelze es zusammen, und rühre dann 1 Dram zubereiteter Tutty hinein. Mit dieser Salbe berühre nur die Schwären, und sie werden nach und nach, wenn du obige Vorschrift dabey befolgst, vergehen. Mit Kindern handelt man eben so, nur daß man ihnen nur einen Theelöffel voll Kriem of Tartar giebt alle Morgen, für eine Woche. Wenn jemand wirklich Specks in den Augen hat, so kann man etliche Grän weißer Vitriol mehr in das Rosenwasser thun; in Platz von 20 nimmt man 30 Grän.

Hüften-Krankheit.

Die Hüften-Krankheit ist so bekannt, daß man sie nicht beschreiben braucht. Der beste Trank den ich weiß, ist dieser. Nimm

1½ Aunz Dekokschen of Bark (decoction of bark) aus der Apotheke,
20 Tropfen Terpentinöhl auf einmal, alle 4 Stunden genommen.

Doch mußt du zuvor ein paar Morgen von dem Laxirwein die gehörige Porzion nehmen. Du kannst nachher, wenn große Schmerzen und Hitze in der Hüfte sich befinden, den Umschlag auf die nämliche Art umschlagen wie bey der Weit Schwelling.

Peils (Piles.)

Nimm gepulverte Gaals (galls) 2 Dram, und Schmalz eine halbe Aunz. Mache dies zu einer Salbe und thue etwas auf geschabte Leinwand äusserlich an den Peils, und wenn du auch etwas den hintern Kanal hinaufschiebst; zur nämlichen Zeit laße dir folgendes machen. Nimm

Quasia in Raspings, 2 Drams,
Kochend Wasser, 1 Peint.
Quasia in raspings, 2 drams,
Boiling water, 1 pint.

Mische solches, und laß es 3 Stunden stehen. Zu 7 Aunz von diesem Likker, das heißt zu 7 oder 8 Weingläser voll gestränt oder geseihet, thue 1 Dram aromatik Confekschen, gepulverter Tschinscher 2 Skrupels. Von dieser Mixtur nimm 2 Eßlöffel voll um 12 und 7 Uhr des Tages.

Stärkungsmittel der Natur.

Nimm eine halbe Aunz Koriandersaamen zu Pulver gemacht, Imber 1 Dram, Muskatennuß ein halber Dram fein, Zimmet 1 Dram, Nägelein 1

Dram, alles muß fein zu Pulver gemacht und in ein Quart Johannistrauben-Wein gethan werden. Laß es in der Sonne stehen 4 oder 5 Tage, gut zugekorkt, dann und wann geschüttelt, und dann seihe es durch. Nimm 3 mal des Tages 2 Eßlöffel voll, allemal eine halbe Stunde vor dem Essen, so wird es dich sehr stärken. Dies will ich auch besonders solchen Leuten anempfehlen, die über Unverdaulichkeit und Mangel an Appetit klagen, oder wenn sie von dem Hippo gestochen, das heißt, melancholisch sind, oder allerhand gefährliche Einbildungen haben.— Man brauche dies und halte an damit eine Zeitlang.

Wangenschluß oder Lacktschaa.

Diese Krankheit ist höchst gefährlich, und wenn keine schnelle Hülfe kommt, immer tödtlich. Dieses Uebel hat zweyerley Hauptursachen, nämlich, starke Verkältung oder Verwundung des Körpers, als beym Beinbruch, und oftmals durch ganz geringe Verwundung, z. B. wenn jemand sich einen Nagel in den Fuß tritt, wenn er sich an den Fingerspitzen oder inwendig in dem Ballen der Hand verwundet. Wenn diese Krankheit von Verkältung herrühret, so kommt das Uebel plötzlich an, und äußert sich in einer Steifigkeit des Rückens, des Genicks und des ganzen Kopfes, wird immer schlimmer, und bricht oft in Gichter aus, dann in Wangenschluß, beständigen Gichtern und Tod. Rührt dieses Uebel von Verwundung des Körpers her, so kommt es allmählig an, oftmals erst den 10ten, 14ten und 20sten Tag nach der Verwundung. Die Hülfsmittel sind dabey immer die nämlichen. Bey einer geringen Verwundung hat man hauptsächlich darauf zu sehen, ob die Wunde sehr arg schwelle, große Hitze und unerträgliche Schmerzen dabey Statt finde. Wenn jemand sich an vorbenamten Plätzen verwundet, so handelt man immer am klugsten, man nimmt ein scharfes Feder- oder Barbiermesser, wenn man keine Lanzette hat, und vergrößert die Wunde an beyden Seiten, und legt dann ein kleines Zugpflaster darauf, das man 10 Stunden liegen läßt. Man hält die Wunde eine Zeitlang auf, und heilts dann zu mit ein wenig Unschlitt. Auf diese Art entgeht man oft dem größern Uebel, dem Wangenschluß.

Fernere Behandlungsart.—Diese Krankheit mag nun plötzlich oder nach und nach ankommen, so giebt man zuvörderst, um 3 Uhr Morgens, 2 Morgen nacheinander, 1 Weinglas voll von dem Laxirwein. Um 10 Uhr Vormittags am nämlichen Tage, gebe man dem Kranken 80 bis 90 Tropfen Ladanum in einem Weinglas voll guter Johannistrauben-Wein, und wiederhole solches noch einmal um 4 Uhr Nachmittags, besonders wenn eine große Steifigkeit im Genick, Rücken, und krampfartige Zuckungen oder Gichter vorkommen sollten; daher kann man Abends noch einmal die nämliche Porzion wiederholen. Es ist nämlich nur häufig gegebener Opium oder Ladanum, die dem Kranken das Leben noch retten können. Fürchtet man daß ein Wangenschluß Platz nehmen möchte, so muß man dem Kranken zwey kleine Späne von weichem Holz zwischen die Mahl- oder Greinder-Zähne stecken, und im Fall er nicht gut schlucken kann, so muß man alsdann den Leib mit Klistieren aufhalten, auf die Art wie ich sonst schon beschrieben, nur muß man in diesem Fall wenigstens 2 Theelöffel voll Ladanum unter jedem Klistier mischen. Man sollte auch vor allen Dingen dann und wann ein paar Eimer voll recht kalten Wassers von Kopf bis zu Fuß über den Kranken schütten, und nachdem man ihn gehörig abgetrocknet, ins Bette legen. Im Anfange und Fortgange der Krankheit sollte man ihm guten Johannistrauben-

Wein dann und wann reichen, welches außerordentlich nöthig ist, um die Ausdünstung zu befördern. Wie gesagt, es muß sehr aufgepaßt seyn, wenn man dem Kranken das Leben erhalten will.

Krätze.

Bey der Krätze wollte ich wohlmeinend und nachdrücklich jedermann gewarnt haben, daß man sie nicht sogleich und auf einmal hereintreibe, wenn man anders die Gesundheit achtet. Dies ist sicher ein sehr schädlicher Gebrauch, der gar nichts nützet und allemal schadet. Steife Glieder oder unheilbare Wunden sind insgemein die Folgen davon. Man nehme daher, ehe man sich schmiert, Morgens und Abends, eine halbe Stunde vor dem Essen, einen Theelöffel voll Schwefelblüthe in einem Eßlöffel voll Honig gemischt, wenigstens auf 8 Tage zuvor, und während dem daß man sich schmiert. Kindern giebt man nach Verhältniß ihres Alters weniger. Zur Schmier dienet folgendes:

Nimm weißer Hellebore, gepulvert, 2 Dram,
Schwefelblüthe 1 Aunz,
Essenz of Lemon 1 Aunz,
Schweinefett 2 Aunz.

White Hellebore, powdered, 2 drams,
Flower of Sulphur 1 ounce,
Essence of Lemons 1 ounce,
Hogslard 2 ounces.—Mixed.

Mische dies recht durcheinander und schmiere dich alle Abend beym Schlafengehen damit, bis es fort ist, und nachher nimm für 2 Morgen nacheinander ein Weinglas voll von dem Laxirwein. Gedenke aber daran, daß du allemal, ehe du dich schmierst, die alte Schmier wieder mit starkem warmen Seifenwasser abwaschen mußt, sonst dringt die Schmiere nicht herein. Endlich versteht es sich auch schon von selbst, daß man die alten krätzigen Kleider am besten verbrennt, die Betten außerordentlich baucht, sonst stellt sich oft der gute Freund wieder ein.

Ohrenweh.

Sehr empfindlicher Schmerz im Ohr, welcher entweder nach und nach aufhört oder es läuft Matter durch die Oeffnung. Es können entweder angehäuftes und verhärtetes Ohrenschmalz, oder ein kleines Insekt das oft ins Ohr kriecht, oder auch ein harter Fall oder Schlag aufs Ohr, Schuld dran seyn. Etliche Tropfen von warmen Baumöhl, mit eben so viel Ladnum ins Ohr getröpfelt, und dann zugestopft mit ein wenig Baumwolle, hilft gemeiniglich augenblicklich. Sollte hartes Ohrenwachs Schuld daran seyn, so erweiche man solches mit ein wenig Salz- oder Seifenwasser, und trachte es dann heraus zu machen, alsdann mag man das vorhin erwähnte Mittel wieder probiren. Im Nothfall und wenn der Schmerz zu heftig, sollte man ein kleines Zugpflaster hinters Ohr legen.

Taubheit und übles Gehör, auch zu gebrauchen gegen heftiges Kopfweh.

Man nehme im Schatten getrocknete Blätter von Aßarabakka (assarabacca) und mache solche zu Pulver. Von diesem Pulver mag man des Abends beym Schlafengehen 3 oder 4 Gräns aufschnuppen. Am nächsten Morgen wird man finden, daß eine ziemliche Porzion Unrath aus der Nase abgehen wird, welches oft für 2 oder 3 Tage nacheinander währt, und also das Haupt von Flüssen reinigt und das Kopfweh kurirt. Man mag es, wenn es nothwendig ist, dann und wann des Abends wiederholen. Man muß sich aber dabey warm und trocken und zu Hause verhalten. Für Taubheit nimmt man alle 4 oder 5 Tage ohngefehr 4 oder 5 Grän und schnupft es in beyde Nasenlöcher: dann nehme man alle Abend beym Schlafengehen 3 Grän davon, und blase solches in beyde Ohren; so wird man in 2 oder 3 Wochen den Nutzen davon ausfinden.

Zugpflaster.

Nimm venedischer Terpentin 6 Aunz, gelb Wachs 2 Aunz, spanische Mücken gepulvert 3 Aunz, gepulverter Mustardsaamen 1 Aunz. Schmelze zuerst das Wachs, und ehe es kalt wird, thue den Terpentin hinein, laß aber das Wachs nicht zu heiß werden. Nachdem der Terpentin und das Wachs gehörig vereinigt sind, so sprinkle nach und nach die Pulver hinein, währendem muß es beständig gerührt werden; ja man muß es rühren bis es kalt ist. Halte es in einer steinern Bax mit einem zinnernen Deckel darauf, so hast du es wenn du es brauchst.

Vortrefliches Heilpflaster.

Nimm Roßin ½ Pfund, gelb Wachs ½ Pfund, Baumöhl ½ Peint. Schmelze zuerst den Roßin und das Wachs mit einer gelinden Hitze, dann thue das Oehl dazu, und seihe es durch weil es noch warm ist.

Ein anderes, eben so gut.

Nimm zubereiteter Kalamein (calamine prepared ½ lb.) und gelb Wachs, von einem jeden ½ Pfund, und 1 Peint Baumöhl.

Schmelze das Oehl und Wachs zusammen durch eine gelinde Hitze, und ehe es kalt ist, wenn es anfängt ein wenig dick zu werden, streue das Kalamein Pulver hinein, und rühre es bis es kalt ist.

Brand-salbe.

Die beste Brandsalbe macht man wenn man Kalkwasser, das man leicht zu Hause halten kann, halb Kalkwasser und halb Leinöhl zusammenmischt, und Umschläge davon macht. Ich werde nun noch aus Liebe zur Menschheit, ein unvergleichliches Mittel für ziatische oder rumatische Schmerzen hersetzen, das auch vortrefliche Dienste thut, wenn man sich arg gefallen oder gestoßen, oder wenn man einen heftigen Schlag erhalten hat.

Für Glieder-Schmerzen.

Nimm 15 Aunz harte weiße Seife und schabe sie mit einem Messer, mische ½ Galle starker Vorlauf oder Spirit of Wein mit einem Peint Spirit of Hartshorn recht durcheinander, dann thue die geschabte Seife hinein, und wenn sie vergangen ist, thue 5 Aunz Kampfer hinein. Wenn dieser aufgelößt, ist alles fertig. Ich weiß kein Mittel das über dis geht für vorhin gemeldete Umstände. Versuche es und du wirst es ausfinden. Es wird allemal des Abends beym Schlafengehen eingerieben, und wenn man den andern Abend wieder einreiben will, so sollte man mit warmem Seifenwasser allemal das alte abwaschen und abtröcknen, ehe man schmiert. Hier ist nun das Mittel in Englisch, ein Drittheil weniger:

5 ounces of white soap,
1 ounce of camphor.
16 ounces Spirit of Wine,
4 Spirit of Hartshorn.
To be mixed as above prescribed.

Man probire dis auch in der Hüftkrankheit, man wird es gewiß nicht umsonst thun. Dis ist auch besonders zu gebrauchen so jemand wehe Zehen bekommt, wobey oft blaue und schwarze Brandflecken erscheinen. Man wasche solche Schaden mit dieser Medizin, und die Gefahr wird sogleich vorüber seyn: Man kann aber zuerst das herrliche Mittel gebrauchen und gerade auf die Art, wie ich für die Weit Schwelling verordnet habe.

Noch ein vortrefliches Mittel für faule schwärichte Beine.

Nimm grüner Vitriol 3 Dram,
Alaun 2 Dram,
Grünspan 1 Scrupel,
Krudsalammoniac ½ Dram.

Green vitriol 3 drams,
Alum 2 drams,
Verdigris 1 scruple,
Crude sal ammoniac ½ dram.
In one quart of water.

Nimm einen kleinen Lumpen 4 doppelt, und feuchte denselbigen mit diesem Stoff an, lege ihn auf die Schwären, und halte die Tücher immer feucht.— Sollte dis zu stark seyn für manche Leute, so kann man es mit ein wenig mehr Wasser helfen.

Von weiblichen Krankheiten.

Es sind zwey Zeitpunkte im weiblichen Leben, die außerordentlich wichtig für sie sind: die sind gewöhnlich das 14te und das 50ste Jahr oder dort herum, denn dies ist in allen Leibesbeschaffenheiten nicht immer gleich. Von diesen 2 Zeitpunkten, ob sie glücklich oder unglücklich ablaufen, hängt oft ihr lebenslänglicher gesunder oder kränklicher Zustand in dieser Welt ab. Ein junges Mädchen sollte um ihrer eigenen Gesundheit willen ja nicht zu weichlich erzogen und größtentheils von der Luft abgehalten werden. Dis hindert ihrem Körper seine gehörige Festigkeit und Stärke zu geben, die demselben in der Folge ihres Lebens so höchst nöthig sind. Besonders wenn junge Mädchen die Jahre erreichen, wo sich gewöhnlich ihre Natur zu verändern pflegt, sollten sie thätig, munter und so viel als möglich, immer gut aufgeräumt seyn. Dieser Zeitpunkt ist nun bey allen Mädchen nicht gleich, die Natur ist in dieser Rücksicht nicht bestimmt. Gewöhnlich ist es im 14ten Jahre, doch aber auch manchmal im 15, 16 und 17ten Jahre, je nachdem ihre Leibesbeschaffenheit stark oder schwach, vollblütig oder weniger so ist.— Daher muß man denn nun auch diese Zeit nicht durch Gewalt oder Kunst erzwingen wollen, sondern geduldig seyn, und der Natur ihren eigenen Weg und ihre eigene Zeit lassen.

Monatliche Reinigung.

Bey derselben treten oft, Schwachheits und anderer Ursachen halber, schmerzhafte und krampfhafte Gefühle ein, bey einer mehr als bey der andern, und da muß man oft der Natur zu Hülfe kommen durch Mittel. Das beste und unschuldigste Mittel das mir dafür bekannt ist, ist dies: Man mache sich Kröttenbalsam-Thee, und trinke davon alle 3 oder 4 Stunden ein halb Theekoppel voll, und thue von 10 bis 15 Tropfen Ladnum in jedes Koppel, zu der Zeit wo solche Umstände eintreten oder vorher, wenn sehr viel Schmerzen vorhergehen, oder damit verbunden sind, und mache sich des Abends Fußwasser, wie ich verordnet. Das hat selten gefehlt, die Schmerzen wegzunehmen.

Verhinderung oder gänzliches Ausbleiben des Monatlichen.

Wenn das Monatliche bey unverheyratheten Weibsleuten ausbleibt, so muß solches so bald als möglich wieder hergestellt werden. Angenehme Gesellschaft, Fahren oder Reiten, zweckmäßige Lebensart, alle Arten von erlaubten Vergnügungen, zugleich ein Gläschen guter Wein, dienen dazu, diese Unordnung oftmals wieder in Ordnung zu bringen.

Will aber alles dis nicht helfen, so nimm 3 Aunz Eisenfeilings und thue solche in ein gut Quart vom besten Madera Wein, und lasse denselben 3 Wochen an einem Plaz stehen, wo die Sonne auf die Bottel scheinen kann, und schütle denselben täglich, dann seihe denselben durch, und nimm 3 Weingläser voll des Tages, des Morgens, Mittags und Abends, allemal 1 Stunde vor dem Essen, und fahre damit fort täglich, so wird sich das Verlorne bald wieder finden. Ich will hier noch ein gutes Mittel verordnen; eins ist aber fast so gut als das andere, du kanst aber damit nach Belieben abwechseln.

Nimm 2 Aunz preparirter Stahl (2 ounces steel prepared, divide into 32 doses) aus der Apotheke, und laß dir denselben in 32 Porzionen abwiegen, jede Porzion in ein besonderes Papier. Drey solcher Porzionen nimmst du alle Tage allemal eine Stunde vor dem Essen; des Morgens eine, des Mittags eine, und des Abends eine Porzion. Du nimmst eine jede Porzion in etwas gutem Honig, ungefähr ein guter Theelöffel voll. Hier ist nun noch ein Mittel:

Nimm 8 Grän grüner Vitriol, 20 Grän preparirter Stahl, (8 grains salt of steel or green vitriol, 20 grains steel prepared, mixed for one dose) auf einmal in Honig zu nehmen, 2 oder 3 mal des Tages vor dem Essen, nachdem es recht gut gemischt ist. Du magst nun das eine oder das andere wählen. Die zwey ersten sind aber sehr gute Mittel; ich hoffe nicht daß du das dritte wirst brauchen. Es versteht sich von selbst, daß wenn sonst andere Krankheitsumstände vorhanden sind, die vielleicht oder ohne Zweifel Ursache an dieser Unordnung sind, daß solche zuvörderst gehoben werden müssen. Sonst aber habe ich die sichersten und unschädlichsten Mittel verordnet; wer sie probirt, wird den Nutzen davon ausfinden.

Monatsfluß zu groß, oder zu plötzlich und zu stark.

Dies ist nicht häufig bey jungen Weibsleuten der Fall, sondern oft wenn sie 45 oder 50 Jahre alt sind. Die Ursachen davon können verschieden seyn. Eine zu viel sitzende und zu volle Lebensart, die aus zu viel hartgesalzenen, hochgewürzten und scharfen Speissen besteht, starkes Getränk, außerordentliche Ermüdung und daraus entstehende Schwachheit, heftige Leidenschaften, als Zorn, Furcht und Schrecken, übertriebene Wollust, und dergleichen mehr. Diesem Uebel nun abzuhelfen, sollte die Kranke ruhig und gelassen, beydes am Körper und Gemüth gelassen werden. Wenn der Blutfluß sehr arg ist, so sollte sie zu Bette mit ihrem Kopfe niedrig liegen, und ihre Lebensart sollte kühlend und leicht seyn, als schwache Hinkelbrühe, magere saure Rahmsuppe, u. s. w. Ihr Getränk sollte täglich meistens Neßelwurzel-Thee seyn. Sollte aber dies nicht hinlänglich seyn, so müssen stärkere Mittel versucht werden. Ich will daher etliche gute hieher setzen.

Nimm 2 Dram Alaun,
1 Dram Dschapan Erth.

2 drams Alum and 1 dram Japan Earth, rubbed together, to be divided into 9 equal parts.

Dieses muß zusammen gerieben oder gemischt und in 9 gleiche Theile getheilt werden; davon nimmt man eine Porzion 3 mal des Tages, vor dem Essen, in ein wenig Wasser.—Hier ist nun ein anderes, besonders für die, die den Alaun nicht gut vertragen können: Nimm 2 Eßlöffel voll Rosentinktur 3 mal des Tages, zu jede 2 Eßlöffel voll thue 12 oder 15 Tropfen Ladanum. Sollten aber diese Mittel alle beyde fehlschlagen, welches sehr selten ist, so nimm ½ Dram Perusian Bark in Pulver, und rühre 10 Tropfen Vitriol Elixir (gewöhnlich saure Tropfen genannt) dazu; ich sage, nimm dann ½ Dram Bark, mische 10 Tropfen Vitriol Elixir dazu, und nimm es dann auf einmal in einem Weinglas voll Portwein oder rothem Medock, 4 mal des Tages. Hier ist es nun in Englisch:

½ dram Peruvian Bark, mix 10 drops Elixir of Vitriol up in the Bark, and then take the whole in a glass of Claret, Port or Medoc, four times a day.

Bey außerordentlich starken und gefährlichen Vorfällen eines Blutflußes müßen oft Tücher aus kalt Wasser gezogen, wiederholt aufgelegt werden; im Kindbette aber sollte solches mit großer Vorsicht geschehen, wenn man aber rother Wein dazu mischt, und halb Eßig und halb Wasser nimmt, so ist es sicher.

Guter Rath an ältere Frauenspersonen.

Ist eine ordentliche, regelmäßige und thätige Lebensart allen Weibsleuten in ihren jüngern und mitleren Jahren nicht genugsam anzuempfehlen, wie vielmehr ist ein guter Rath und eine freundschaftliche Erinnerung in dieser Hinsicht für ältere nöthig, welche die Jahren erleben, wo ihre besondere weibliche Umstände auf immer eine andere Richtung nehmen müssen. Es ist leider nicht genug zu bedauern, daß die meisten älteren Weibsleute in dieser Rücksicht entweder gänzlich unwissend oder achtlos sind. Man sollte denken die Natur und Beschaffenheit der Umstände, so wie auch die öftere Erfahrung von andern, sollte sie klug machen. Weibsleute die 48, 50 oder etliche 50 Jahre erreichen, finden ohne Zweifel aus, daß diese wichtige und große Veränderung mit ihnen vorgehen muß. Um nun ihrer Natur in diesem Wege zu helfen, sollten sie nach und nach anfangen in ihrer Kost etwas abzubrechen, besonders wenn sie vollblütig sind, und gelindere, nicht so nahrhafte Lebensmittel genießen. Dazu sollten sie monatlich im vollen Licht, im Anfange, fast ein Peint Blut zur Ader laßen, und zwar am Arm. Dies sollte wenigstens für 12 Monate hindurch, von Monat zu Monat, fortgesetzt werden, (oft länger) doch so, daß man von Monat zu Monat etwas weniger Blut wegnimmt, bis man endlich fühlt und weiß, daß dieser wichtige Zeitpunkt und die Gefahr dabey, glücklich überstanden ist. Weibsleute die diese goldene Vorschrift in Acht nehmen, werden den reichlichen und großen Nutzen an ihrer eigenen Gesundheit bald erfahren, und sie werden mir für diesen guten Rath danken. Im Gegentheil, Weibsleute die nicht glauben, werden fühlen müßen, indem sie oft mit lebenslänglichen Uebeln nicht nur allein werden zu kämpfen haben, sondern sich oft dadurch einen unzeitigen Tod zuziehen. Man sey also, um seines eigenen Bestens willen, vorsichtig und klug.

Weißer Fluß.

Dieser ist äußerst beschwerlich, der Gesundheit sehr nachtheilig, sehr schwächend, und endet entweder in der sogenannten grünen Krankheit, oder wohl gar oft in der Lungenauszehrung.

Ursache.—Diese Krankheit wird sehr oft im Kindbette, wenn es nicht recht hergeht, aufgelesen, kann aber auch durch Träg- oder Faulheit, durch übertriebenen Gebrauch von Thee und Kaffee, unnatürliche Befriedigung der Wollust, und zu ärmliche Lebensart hervorgebracht werden.

Behandlungsart.—Das Unglück ist, daß viele Weibsleute, die mit dieser Krankheit behaftet sind, sich schämen, um sich irgend einem geschickten Arzte zu offenbaren, dadurch sie sich dann oft ganz lange mit diesem Uebel plagen, das immer zu und nicht abnimmt; bis sie endlich aus Noth gezwungen werden, Hülfe zu suchen; wo es dann oft zu spät, oder wenigstens viele Mühe kostet, diese Krankheit zu heilen. Wenn ein Frauenzimmer, das mit dieser Krankheit behaftet ist, sich im Anfange so viel als möglich oder größtentheils alles Kaffee- und Theetrinkens enthält, und größtentheils Milchspeisen zu ihrem Lebensunterhalte wählt, dabey sehr reinlich ist, frühe aufsteht, sich oft in freyer Luft bewegt, so wird sie oft von dieser Krankheit, ohne Gebrauch von künstlichen Mitteln, befreyet. Wenn es aber schon zu spät ist, und die Krankheit schon zu viel Ueberhand genommen hat, so müssen strengere Mittel gebraucht werden; von denen ich etliche verordnen will, die man mit Nutzen gebrauchen kann. Vorausgesetzt also, daß man sich größtentheils Milch zur Nahrung erwählt, keinen Kaffee oder Thee trinkt, so mag sich folgendes merken.

Reinlichkeit ist zur Heilung dieses Uebels ganz insonderheit nöthig, nicht nur allein der Kleider, sondern auch eine häufige und sorgfältige Abwaschung derjenigen Theile, wo der weiße Fluß seinen beständigen Ausgang hat. Zu dem Ende nehme man alle Abend beym Schlafengehen und Morgens beym Aufstehen kaltes Wasser in einem Geschirr, nehme zwey Tücher, in jede Hand eins, und tunke sie ins Wasser ohne viel auszudrücken, und schlage sie plötzlich an jeder Seite zwischen der Hüfte und dem Unterleibe an, und lasse das Wasser getrost an den Beinen herunterlaufen; man wasche dann mit Fleiß diejenigen Theile wo der Fluß seinen beständigen Abgang hat; und wenn man fertig, reibe sich gehörig trocken ab. Dies muß wenigstens 3 oder 4 Wochen fortgesetzt werden. Ich weiß es wohl, daß viele Weibsleute das abgeschmackte und lächerliche Vorurtheil haben, daß sie kaum kaltes Wasser riechen, geschweige es dann anrühren, sich drein waschen oder hineinbaden dürfen. Freylich, zu gewissen Zeiten würde es ihnen eben nicht heilsam seyn. Diese Zeit also ausgenommen, so ist ihnen das kalte Wasser nicht mehr schädlich, als wie auch Mannspersonen: und ich versichere jetzt, daß ich mehr als einer jungen Frauensperson, die sehr arg mit dem weißen Fluß behaftet war, so daß schon die grüne Krankheit sich angezeigt, den guten Rath zu ihrem großen Glücke gegeben, für 20 Minuten bis an die Knie ins kalte Wasser zu sitzen.

Medizin.—Balsam Kapeivei (Balsam capavi) ist eine sehr nützliche Arzeney in dieser Krankheit. Man nehme von 30 bis 35 Tropfen davon in einem guten Eßlöffel voll süß gemachtem Wein und Wasser 3 mal des Tages, allemal 1 Stunde vor dem Essen, und setze dis etliche Wochen nebst der vorhin gedachten täglichen Abwaschung fort. Man glaube ja nicht daß diese Krankheit in etlichen Tagen geheilt werden kann, und gebe also den Muth und die Hoffnung nicht auf, sondern sey getrost und geduldig. Sollte dis aber nicht hinlänglich seyn, so koche man die 2te Rinde von Schwarzeichenholz ziemlich stark ab, und sprütze etwas davon wenn kalt, 2 oder 3 mal des Tages in die Mutter, und halte damit geraume Zeit an. Wenn diese Krankheit sehr lange gestanden hat, so müssen oft stärkere Mittel zur Einsprützung gebraucht werden, wie z. B. spanische Mücke-Tinktur, halb mit Wasser verdünnt. Es ist aber nur das Anhalten mit solchen Arzeneyen das gewinnt. Ich will nun noch ein paar kräftige Mittel hieher setzen, die man ausschreiben und in der Apotheke machen lassen kann, wenn man sie braucht. Nimm

1 Dram weißer Vitriol,
10 Grän Bley-Zucker,
2 Dram Wasser.

ASTRINGENT INJECTION.

Take white vitriol 1 dram,
Sugar of lead 10 grains,
Water 2 drams.
To be rubbed together in a mortar, the whole then to be mixed with 1 pint distilled water.

Reibe dieses in einem Mörser recht zusammen, und laß dann 1 Peint distillirtes Wasser dazu mischen: von dieser Mixtur muß man 3 oder 4 mal des Tages etwas in die Mutter spritzen.

Stärkende Pillen.

Nimm Gum Keino und Extrakt von Peruvian Bark, von einem jeden ein Dram, geriebener Muskatennuß 1 Skrupel, gepulverter Alaun ½ Dram, und Syrup oder Molasses genug um diese Masse aufzumachen. Dies muß in 36 Pillen gemacht werden. Von diesen nimmt man 3 um 11 Uhr Vormittags und um 5 Uhr Nachmittags. Man muß sie hinunterwaschen mit einem Weinglas voll guten Portweins. Weibsleute die dieser Krankheit zugethan sind, sollten sich ans kalte Bad gewöhnen, wenig Kaffee oder Thee trinken, und im Winter ein Flannel-Hemd auf die bloße Haut tragen.

FEMALE PILLS.

Take of gum kino and extract of peruvian bark, each 1 dram, grated nutmeg 1 scruple, powdered alum ½ dram, syrup sufficient to form a mass, which is to be divided into 36 pills. Three of these are to be taken at 11 in the forenoon, and at 5 o'clock in the afternoon, to be washed down by a wineglass full of good port wine.

Mutterweh und Muttergichter.

Diese Krankheit ist leider zu allgemein bekannt, als daß sie einer weiteren Beschreibung bedürfte. Weibsleute die mit diesen Uebeln behaftet sind, sollten dann und wann Kamillen, Peppermint oder Koriander Thee trinken, und dabey sich Hoffmans Anodein (Hoffman's anodyne) zu Hause halten, so daß wenn sie es befürchten oder die geringste Spürung davon wahrnehmen, sogleich von 25 bis 30 Tropfen davon in einem Eßlöffel voll süß gemachtes Peppermint oder Balsam Wasser alle 3 Stunden des Tages nehmen, wodurch sie oft dieses Uebel abhalten können. Sollte aber die Krankheit wirklich eingesetzt seyn, so nehme man einen Theelöffel halb Ladanum und halb Aßafietytinktur gemischt alle Stunde, bis es weicht, welches ziemlich bald der Fall seyn wird. Oft giebt es augenblickliche Erleichterung. Dabey sollte man die Füße und Beine der Kranken sogleich ins warme Bad thun; dis an und für sich selbst giebt oft augenblickliche Erleichterung. Die gewöhnliche Lebensart sollte größtentheils aus leichten Fleischspeisen bestehen. Ihr Getränk sollte ja nicht viel Kaffee oder Thee, sondern gewöhnlich Portwein und Wasser seyn. Angenehme Gesellschaft, reine Luft und mäßige Thätigkeit tragen wirklich viel dazu bey, Weibsleute von dieser Krankheit zu kuriren. Weil aber diese Krankheit oft von Schwachheit herkommt, so will ich jetzt noch sehr schätzbare weibliche Pillen verordnen, die man jederzeit in der Apotheke sich machen lassen kann, um die Natur dadurch zu stärken, damit ein solcher böser Feind so viel als möglich abgehalten wird.

Stärkende weibliche Pillen, für Weibsleute die mit Mutterweh und Gichter behaftet sind.

Nimm soft Extrakt of Bark 2 Drams, Kolumbo Pulver und Eisenrust von jedem 1 Dram, Syrup hinlänglich um diese Masse aufzumachen. Dies muß man in 50 Pillen machen lassen, wovon man mit 2, dreymal des Tages, anfängt, und kann damit, nach und nach, bis zu 5 Pillen, 3 mal des Tages, fortgehen.

Tonic Pills for Females afflicted with the Hysterics.

Take of soft Extract of Bark 2 drams, Columbo powdered and rust of iron, each 1 dram, syrup sufficient to form a mass. To be divided into 50 pills; take 2, and gradually increase to 5 pills, 3 times a day.

Für das Mutterweh.

Dieses Mittel ist nicht nur besonders fürs Mutterweh, sondern auch in gewissen andern weiblichen Krankheiten, oft gar im Kindbette, mit großem Glücke gebraucht worden.

Nimm 1 Peint vom besten Brandy,
6 Quint. Kastor,
4 Quint. Kampfer,
½ Handvoll gedörrte Holderbeeren.

Thue dieses in den Brandy, lasse es über Nacht stehen; 14 Stunden nachher kann man solches gebrauchen. Man nimmt davon 1 Eßlöffel voll in warmem Wein, ¼ Tschill, wenn man Schmerzen im Leibe hat zu gewissen Zeiten, z. B. bey der monatlichen Reinigung, sonst aber wenn man es braucht, Abends beym Schlafengehen. Dieses Mittel ist schätzenswerth.

Guter Rath für schwangere Weibsleute.

Schwangeren Weibsleuten ist nun noch anzurathen, daß sie, vorzüglich wenn sie vollblütig sind, in den ersten 5 oder 6 Wochen ihrer Schwangerschaft am Arm gehörig zur Ader lassen, ungefähr 1 Peint, oder wer nicht so vollblütig ist, weniger. Einmal ist gewöhnlich genug. Diejenigen Weiber die während der Schwangerschaft auch noch oft ihr Monatliches haben, sollten dann und wann gegen das volle Licht ein halb Peint zur Ader lassen; doch hat es nicht oft Gefahr wenn im Anfange der Schwangerschaft regelmäßig einmal zur Ader gelassen wird. Gewöhnlich stellen sich bey den meisten Weibern, sobald sie schwanger werden, Uebelkeiten und Erbrechen ein, wogegen man Morgens beym Aufstehen ein Theekoppel voll Kamillen- oder Peppermint-Thee trinken sollte. Sollten sich dann und wann Ohnmachten einstellen, so nehme man dagegen dann und wann 30 Tropfen von Hoffmans Anodein in etwas süßgemachtem kalten Wasser. Hoffmans Anodein ist überhaupt für Weiber eine so gute Medizin, daß sie es stets im Hause gut zugekorkt halten sollten. Man sehe aber darnach daß man es ächt und gut bekommt, weil es oft von den Apothekern nachgemacht wird. Bey großer Hartleibigkeit sollte man ein ½ Tschill von dem Laxirwein Morgens nüchtern nehmen. Den Laxirwein sollte sich auch jeder Bauer stets im Hause halten, gut zugekorkt, weil dieser sich ein ganzes Jahr und länger gut erhält. Für schweres Heben und zu hoch in die Höhe Reichen, muß man sich sehr zu solcher Zeit hüten, überhaupt aber munter und thätig seyn, und allerhand Grillenfangereyen und ängstliche Einbildungen vermeiden. Eine schwangere Frau sollte insbesondere darauf sehen daß sie ihre Brustwarzen 4 Wochen vorher, ehe sie ins Kindbette kommt, ein paar mal des Tages, oder auch nur Morgens, mit ein wenig Brandy netzt; dies treibt die Warzen heraus, und verhütet im Kindbette Entzündungen derselben oder wehe Warzen. Wenn sie es gerade treffen kann, so sollte eine schwangere Frau ein paar Tage zuvor ehe sie nieder kommt, 2 Theile eines Peints am Arm zur Ader lassen, so werden dadurch oft Entzündungen und starke Blutflüße abgehalten.

Guter Rath an Kindbetterinnen.

Es ist oft der Fall, daß man theils aus Unwissenheit, theils aus zu großer Eilfertigkeit, schwangere Weibsleute auf eine unnatürliche Art vor der Zeit sehr abmattet, dadurch daß man die Geburt haben will ehe die wirkliche Zeit dafür da ist. Solche unzeitige Bemühungen haben nicht selten das Leben der Mutter und des Kindes, oder eins von beyden in große Gefahr gesetzet, oder haben wohl gar einer oder dem andern, oder allen zweyen, das Leben gekostet. Daher will ich hier für solchen Unverstand wohlmeinend gewarnt haben. Obendrein ist oft noch der schädliche und garstige Gebrauch im Gange, daß man oft Schwangere während der Arbeit mit Wein, Kordial oder sonstigen hitzigen Getränken zu stärken, und dadurch die Geburt zu befördern meint, wodurch man aber meistentheils das Fieber bey der Schwangern vergrößert, die Mutter erhitzt, und die Geburt verlängert. Man werde doch einmal klug, und thue doch alles mit Bedacht. Wenn die Schwangere durstig ist, so gebe man ihr Toastwasser, worin man von 12 bis 15 Tropfen schwiet Spirit of Neiter auflösen kann. Dies ist sehr kühlend und labend. Ueberhaupt warte man in Geduld die Zeit der Geburt ab, die bestimmt ist und nicht über die Zeit ausbleibt; diese Zeit läßt sich aber nicht vor der Zeit erzwingen. Uebrigens, der Gebrauch, den man hat, um aus guter Meinung die Brüste der Kindbetterin mit 3 doppeltem Flannel zuzudecken, ist ein überaus schädlicher. Dadurch wird ein fast beständiges Fieber in den Brüsten aufgehalten, und im Fall die geringste Luft darüber weht, so hat es Entzündung der Brüste und harte Geschwulst zur Folge, die oft einer Kindbetterin unvergleichlich viele Schmerzen und Mühe macht. Dieses Uebel kann man oft verhüten, wenn man von Anfange an den Brüsten der Kindbetterin mit zu vieler Decke nicht beschwerlich fällt, besonders wenn sie in der warmen Stube liegt. Es versteht sich endlich von selbst, daß die größte Reinlichkeit, sowohl bey der Kindbetterin selbst, als auch in der Stube, beobachtet werden sollte; die genaueste Reinlichkeit und Ruhe ist im Kindbette sehr anzurathen. Man sollte wenigstens alle Tage die Stube ein wenig mit Eßig besprengen; auch ist guter Eßig- oder Kriem of Tartar-Punsch, mehr süß als sauer, ein gutes Getränk für die Kindbetterin. Man sollte der Kindbetterin leichte aber mittelmäßig nahrhafte Kost zu essen reichen, wie z. B. gebratene saure Aepfel, ein weiches Ey, nicht gar zu fette Fleisch- oder Hinkelsuppe, ein wenig Reispudding, u. d. g. Am Mittag sollte man allemal, besonders bey heller Witterung, etwas frische Luft in die Stube zulassen, doch so, daß die Kindbetterin nicht in dem Zug liegt.

Kindbett-Fieber.

Dieses Fieber fängt gewöhnlich an am 1sten, 2ten und 3ten Tage nach der Entbindung. Es fängt mit Schaudern, Frieren und oft Strecken der Glieder an, worauf denn gewöhnlich heftige Schmerzen über den ganzen Unterleib folgen. Die Kranke hat immer viel Durst und heftiges Kopfweh dabey, besonders im Vorderkopf, theils auch in den Augenliedern, nebenher ein rothes, hitziges Gesicht, Aengstlichkeit, eine heiße trockene Haut, ein geschwinder aber schwacher Puls, hochgefärbtes Wasser, kurzer Othem, und eine große Verringerung wo nicht ein gänzliches Aufhören der in solchen Fällen natürlichen weiblichen Reinigung; öfters kommt dazu Brechen und Laxiren schon im Anfange des Fiebers, gewöhnlicher aber ist Hartleibigkeit, endlich kommt ein fast unaufhörlicher Durchlauf dabey, der zuletzt gänzlich unwillkührlich ist. Die Ursachen dieses sind Unterdrückung oder Mangel an der natürlichen weiblichen Reinigung, Entzündung der Mutter, oder ein Zurückbleiben der Milch.

Medicin.—Wenn Hartleibigkeit Statt findet, so müssen wiederholte milde, eröffnende Klistiere gebraucht werden, wie ich sonst schon verordnet habe; sollte aber dadurch der Schmerz nicht nachlassen und kein Stuhlgang erfolgen, so muß man der Kranken zwey Drittheile eines Peints zur Ader lassen, welches in 24 Stunden wiederholt werden muß. Ehe man aber zur Ader läßt, giebt man ihr ein Weinglas voll von der Fieberlaxirung, Morgens nüchtern, und läßt ihr den nächsten Tag am Arm zur Ader, welches man dann in 24 Stunden wiederholen kann. Sollte aber der Schmerz nach der Laxirung nicht nachlassen, so muß man der Kindbetterin ein derbes Zugpflaster auf den Unterleib legen, und laß dasselbe wenigstens 12 Stunden liegen, das man nachher mit aufgebähten Krautblättern etliche Tage offen halten muß. Sobald der Schmerz nachläßt oder aufhört, so gebe man ihr des Morgens und des Abends, vor dem Essen, von 25 bis 30 Tropfen Antimonial-Wein, mit von 8 bis 10 Tropfen Ladanum darunter gemischt; durch den Tag aber kann man ihr von dem Salcin-Tschulep, das ich im Anfange dieses Werkchens als ein Kühlungsmittel verordnet habe, alle 3 Stunden eine gehörige Porzion geben. Das Getränk der Kranken sollte entweder Toast- oder Gerstenwasser, mit etlichen Gräns gereinigtem Salpeter darunter, oder etwas Lemonäde seyn; Mint oder Balsam oder Sagothee, ist auch sehr gut. Weil diese Krankheit immer mehr oder weniger gefährlich ist, so sollte man sehr sorgfältig dieser Vorschrift folgen, so wird man aus 10 Kindbetterinnen 9 retten. Ich will nun noch eine Art weiblicher Pillen hieher setzen oder beschreiben, die in Rücksicht ihres Nutzens für Weibsleute, die viel mit Mutterweh behaftet sind, oder die Mangel oder große Beschwerden an ihrer monatlichen Reinigung haben, von nicht vielen Arzeneyen übertroffen werden.

Weibliche Pillen zur Hülfe der monatlichen Reinigung, und wider das sogenannte Mutterweh.

Nimm Aßafiety, Galbanum und Myrrhen, von einem jeden 1 Aunz; rektifcied Amberöhl 1 Dram. Laß dies zusammen gemacht werden mit Molasses, und laß 75 Pillen daraus machen. Nimm eine Pille beym Schlafengehen; man kann aber in dringenden Fällen des Morgens auch eine Pille nehmen.

Take Assafœtida, Myrrh and Galbanum, of each 1 ounce; rectified Oil of Amber 1 dram: to be made up with Molasses and divided into 75 pills—each pill to contain 1 scruple of the medicinal ingredients.

Wehe und geschwollene Brüste.

Für Geschwulst in den Brüsten ist nichts besser als dies: Nimm ein Peint Vorlauf oder guter Brandy, und thue 2 Dram Bleyzucker hinein. Wenn man gleich im Anfange bey Geschwulste der Brüste sie mit diesem Mittel wäscht, so wird gewiß die Geschwulst nicht Ueberhand nehmen, sondern ziemlich bald vergehen. Dies ist auch sehr gut für offene Brüste, wenn man die Wunden damit Morgens und Abends recht wäscht, und dann von der Heilsalbe ein dünnes Pflaster darauf thut; aber das Waschen darf dabey nicht fehlen. Ich bin vollkommen überzeugt, daß wenn Weibsleute, alte und junge, diese meine Verordnungen schön befolgen, so wird es ihr eigenes Beste seyn, und sie werden vor manchen Uebeln behütet. Dies wäre denn mein herzlicher Wunsch, und meine Mühe wäre wohl der Werth gewesen.

Kinderkrankheiten.

Bey kleinen Kindern hat man hauptsächlich darauf zu sehen, daß sie rein und trocken gehalten werden. Dreyßig oder aufs höchste 40 Stunden nach ihrer Geburt sollten sie an der Mutter Brust gelegt und zum Sukkeln oder Saugen angeleitet werden. Dadurch wird nicht nur allein der Mutter ein großer Erleichterungsdienst erwiesen, sondern auch vorzüglich dem Kinde. Je früher das Kind die Muttermilch einsukkelt, desto geschwinder wird der erste oder schwarze Stuhl abgeführet; sollte dies aber nicht der Fall seyn, so sollte man demselben einen guten Theelöffel voll Kastoröhl geben. Man sollte das Kind ja nicht zu weich legen, und mit zu dicker Decke beschweren. Ein Kind aufrecht zu setzen ehe es 4 oder 5 Wochen alt ist, ist immer schädlich. Nachher kann man solches thun; auch darf man es dann bewegen, nach und nach. Man sollte besonders darauf sehen ein kleines Kind so viel als möglich trocken zu halten. Die Kleider des Kindes sollten leicht seyn, und nicht viel länger denn es selbst ist, und man sollte dann und wann über den ganzen Körper sanft reiben, besonders an den Füßen und Knöcheln. Es sollte ja nicht gänzlich von der Luft gehalten, sondern wenn es das Wetter erlaubt, oft in freyer Luft bewegt werden; doch nicht augenblicklich nachdem es gesuckelt oder gegessen hat; und man sollte einem kleinen Kind keine zu starke Kost geben, nicht zu viel auf einmal, und ihm dieselbe vor allen Dingen nicht aufzwingen. Die Hauptregel bey der Verpflegung kleiner Kinder ist, daß sie durch häufige Abwaschung des Kopfs, hinter den Ohren und über den ganzen Leib sehr sauber gehalten werden. Man fängt mit lauem Wasser an, und schüttet nach und nach kaltes dazu, bis es endlich gänzlich kalt ist. Gib

Acht, daß das Kind seinen gehörigen Schlaf habe; und ziehe dasselbe übrigens so hart auf, als möglich. Ich bin überzeugt, daß wenn diese Regeln beobachtet würden, so würden die Rickets, große Köpfe, schwache Gelenke, zusammen geschränkte Brust, kranke Lungen, nebst einer Anzahl anderer Uebel, bey manchem Kinde nicht vorfallen. Ich werde mich jetzt bemühen, die gewöhnlichsten Kinderkrankheiten zu berühren, und dagegen die einfachsten und sichersten Mittel anzeigen.

Der gelbe Anstrich.

Dies ist ein Uebel, das sich oft über die ganze Haut des Kindes verbreitet, am meisten aber im Gesichte, daß nemlich das Gesicht und die Haut des Kindes fast ein dunkelgelbes Ansehen erhält. Man gebe dem Kinde alle 5 oder 6 Tage einen guten Theelöffel voll Kastoröhl, um die Eingeweide zu reinigen. Sollte es aber dadurch nicht viel besser werden, so gebe man dem Kind von 8 bis 10 Tropfen Antimonial-Wein, in einem Theelöffel voll Wasser, damit es sich bricht. Sollte dieses das erste mal nicht erfolgen, so gebe man $\frac{3}{4}$ Stunde nachher noch einmal 8 Tropfen, und 12 Stunden nachher gebe man demselben 4 oder 5 Grän Rubarb-Pulver mit eben so viel Magnesia, mit ein wenig Wasser aufgemischt.— Dies wird wohl dies Uebel ziemlich gewiß heben.

Brechen.

Wenn die Nahrungsmittel oder Speisen ganz oder unverdauet wieder aufgebrochen, so ist dies ein Zeichen daß sie den Magen überladen haben, welches sich gewöhnlich von selbst giebt, wenn man ihnen nachher nicht so viel zu essen giebt. Sollten sie gallenartiger Schleim, und die Kost zum Theil verdauet aufbrechen, so sollte man ihre Kost verändern, und den Salein-Tschulep zurechte machen, den ich im Anfange dieses Werks verordnet, und ihnen zwey oder 3 mal des Tages einen Theelöffel voll auf 2 Tropfen Ladnum, je nachdem die Umstände stärker oder schwächer sind, geben; etwas Balsam oder Mint in Brändy thun und recht heiß machen, und ihnen Umschläge davon, wiederholt, so warm wie es das Kind leiden kann, über den Magen schlagen, und 12 Stunden darauf demselben, nach dem Alter des Kindes, etwas Kastoröhl, oder etwas Rubarb und Magnesia geben.

Hikkup.

Der Hikkup bey Kindern entsteht gewöhnlich aus zu vieler Säure her, die sich im Magen aufhält. Sollte er heftig und lange anhaltend seyn, so gebe man dem Kinde 8 Grän zubereitete Kreide mit 2 oder 3 Grän gepulvertem Rubarb und mische es auf mit ein wenig Molasses. Sollte er ganz heftig seyn, so muß man den Magen mit ein wenig Opodeldak, worunter man 5 oder 6 Tropfen Ladnum thut, dann und wann reiben, so wird der Hikkup vergehen.

Schmerzen und Wind in den Gedärmen.

Diese Krankheit läßt sich gar leicht an fast beständigem Schreyen der Kinder, und wenn sie dabey häufig die Beine in die Höhe ziehen, erkennen.— Wenn damit ein Durchlauf und ein grüner Stuhlgang verbunden ist, so gebe man ihnen nach ihrem Alter von 4 bis 16 Grän Rubarb mit eben so viel Magnesia. Wenn aber dabey häufiges saures Aufstoßen statt findet, so gebe man nach ihrem Alter, ohngefehr 10 Stunden nach der Laxirung alle ½ Stunde von 8 bis 16 Tropfen Antimonial-Wein, bis Brechen erfolgt. Sollte aber dennoch der Schmerz nicht aufhören, sondern wohl gar äußerst heftig seyn, und das Kind dabey fast ohne Nachlaß überaus heftig schreyen, so gebe man ihm 2 Theelöffel voll, mit 5 oder 6 Tropfen Ladanum vermischt, von der folgenden Mixtur, die sehr schätzbar ist, und fast noch nie gefehlt hat. Nimm

Zubereitete Kreide 1 Skrupel,
Tinktur of Kerrawähsaamen 3 Drams,
Kompaund Spirit of Lavender 1 Dram,
Peppermint-Wasser 2 Aunz—zusammen vermischt.

Take prepared chalk 1 scruple,
Tincture of carraway-seed 3 drams,
Compound spirits of lavender 1 dram,
Peppermint-water 2 ounces—mixed.

Sobald als der Schmerz nachläßt, und das Kind ist dabey hartleibig, so kann man demselben, nach seinem Alter, Kastoröhl geben.

Durchlauf der Kinder.

Den Durchlauf sollte man bey Kindern eben so wenig augenblicklich stoppen als wie bey Erwachsenen. Wenn der Stuhlgang meistentheils grün ist, so gebe man, nach ihrem Alter, von 4 bis 16 Grän Rubarb, mit eben so viel Magnesia mit Molasses-Wasser angerührt. Zehn Stunden nachher kann man ihnen die vorhin verordnete Kreidemixtur geben. Sollte aber der Stuhlgang sehr oft und schleimig und blutig seyn, so sollte man ihren Körper in warmen Flannel einwickeln, ihnen Fleischthee oder Brühe, Sagothee, oder Eisinglas in Milch gekocht, häufig zu trinken geben. Es wäre kein Schade, wenn man ihnen ein Zugpflaster über den Leib legte, und nachher kann man ihnen alle 6 Stunden einen guten Theelöffel voll von der folgenden Mixtur geben.

Nimm Tinktur of Bark 1 Dram,
Kreidemixtur 2 Aunz,
Ladanum 12 Tropfen,
Zinnamon-Wasser 1 Aunz—zusammen vermischt.

Take Tincture of Bark 1 dram,
Chalk Mixture 2 ounces,
Laudanum 12 drops,
Cinnamon-Water 1 ounce—to be mixed.

Es versteht sich von selbst, daß von allen Arzeneyen die ich verordne, man nach Belieben die Hälfte oder den 4ten Theil machen kann, man darf nur die Hälfte oder den 4ten Theil von einer jeden Medizin weniger nehmen.

Kreide-Mixtur, wie zu verfertigen.

Nimm zubereitete Kreide 2 Dram, Hutzucker 1 Dram; reibe dies recht zusammen; dann thue nach und nach of Musiládsch of Gumarabik 1 Aunz, Wasser 6 Aunz, Lavender Kompound 2 Drams, und Ladanum 30 Tropfen dazu. Die Porzion für einen Erwachsenen ist ein Eßlöffel voll alle Stunde.

Take prepared Chalk 2 drams, Loaf Sugar 1 dram, to be rubbed together; add gradually Mucilage of Gum Arabic 1 ounce, Water 6 ounces, Lavender Compound 2 drams, Laudanum 30 drops—to be mixed.

Stickfluß oder Krunp.

Dies ist immer eine gefährliche Kinderkrankheit, und wenn nicht im Anfange Acht gegeben wird, gewöhnlich tödtlich. Diese Krankheit fängt gewöhnlich an mit Husten, Engbrüstigkeit und Heiserkeit. Das Athmen ist merklich beschwerlich, und immer mit einem lauten Geräusch, das durch die Anstrengung herkommt, verbunden. Der Husten ist gewöhnlich trocken, zuweilen speyet das Kind einen dünnen wässerigten Stoff auf. Das Fieber ist zuweilen ziemlich hoch, der Puls geschwinde, verbunden mit einer hitzigen Unruhe. Der Mund ist gemeinlich inwendig hochröth und geschwollen. Hier ist nicht viel Zeit zu versäumen. So geschwind als möglich gebe man dem Kinde, nach dem verschiedenen Alter, von 12 bis 25 oder 30 Tropfen Antimonial-Wein alle zwanzig Minuten, bis Brechen erfolgt. Schröppen und Blutigel ansetzen sollte nicht vergessen werden. Sobald wie das Brechmittel gehörig gewirkt hat, so gebe man, je nachdem das Kind alt, von 10 bis 25 Tropfen Ladanum alle Stunde, bis das Othemholen leichter wird. Sollte aber die Engbrüstigkeit wieder zunehmen, so muß das Brechmittel wiederholt werden, und nachher wieder Ladanum, wie zuvor, gegeben. Dabey sollte man dem Kinde, gleich im Anfange, ein ziemliches Zugpflaster über die ganze Gurgel und Vorhals legen, und dasselbe 30 Stunden liegen lassen, und dann die Wunde aufhalten mit gebähten Krautblättern. Dazu gieb dem Kinde alle 2 Stunden einen Theelöffel voll Kastoröhl. So muß man wechselweise mit Brechen, Schröppen und Blutsucklern, Zugpflaster und kleinen stuhlgebenden Arzeneyen fortfahren, bis die Heftigkeit der Krankheit nachläßt uud der Kranke aus der Gefahr ist.

Böser schwärigter Mund.

Diese Krankheit macht ihre Erscheinung durch kleine Schwären und weiße Blasen, zuweilen auch gelbe, in dem Munde und auf der Zunge. Wenn das Kind hartleibig ist, so gebe man demselben alle Tage auf 3 Tage, einen guten Theelöffel voll Kastoröhl. Dann mische einen halben Dram Borax in einem Eßlöffel voll Honig recht durcheinander, und mache einen leinenen Stöpfel und bestreiche mit dem Honig inwendig den Mund und die Zunge des Kindes, so wird es bald vergehen.

Hautausschläge oder Ausfahren.

Mit dem sogenannten Ausfahren ist eigentlich keine so große Gefahr verbunden. Fährt ein Kind viel aus, im Nacken, hinter den Ohren, oder zwischen den Beinen, so zeigt dies deutlich an, daß es nicht gehörig reinlich gehalten wird. In solchen Fällen wasche man die Plätze, die wehe sind, mit ein wenig lauwarmer Milch und Wasser, und mache einen Puff von weicher Leinwand, und thue Haarpauder, oder weiße Stärke gänzlich zu feinem Staub gemacht, in den Puff, und staube auf die wehen Plätze, damit solche trocken bleiben. Hinter den Ohren sollte man es nicht sogleich austrocknen, es sey dann man gebe ihm zuvor, ein paar Tage hinter einander, 1 oder 2 Theelöffel Kastoröhl. Ist der Aussatz über den ganzen Körper, so muß man nur darauf sehen daß das Kind kein kalt bekommt; sollte es sich aber brechen und kränklich dabey seyn, so gebe man dem Kinde, ein paar mal des Tages, für 3 oder 4 Tage, etwas Rubarb und Magnesia in ein wenig Molaßes.

Ausgang des Afters.

Dies ist wirklich oft ein mühsamer Umstand, der gewöhnlich durch die Anstrengung beym Stuhlgang im Durchlauf oder Ruhr entsteht. Sollte es aber von Hartleibigkeit herkommen, so gebe man dem Kinde dann und wann gelinde Klistiere von warmer Milch, Molaßes und Baumöhl. Sobald der Darm herausgeht, so wäscht man ihn, wenn er geschwollen scheint, mit ein wenig lauwarm Milch und Wasser, oder auch wenn er entzündet zu seyn scheint. Man bringt ihn mit einem Finger, an welchem der Nagel ganz kurz geschnitten seyn muß, wieder an seinen Platz, und bindet ein 10 Zoll breites leinenes weiches Tuch darum. Man macht zuerst eine breite Binde über die Hüften um den Bauch, und befestigt dann das andere daran, so kann es nicht weichen. Man gebe übrigens einem solchen Kinde, 3 mal des Tages, etwas guten Johannistrauben-Wein und Wasser, oder 3 mal des Tages 4 von den sauern Tropfen in einem Eßlöffel voll kalten Wasser, allemal vor dem Essen eine halbe Stunde, oder ehe es die Brust kriegt.

Zahnen.

Wenn die Kinder bey dem Zahnen den Durchlauf haben, so hat es nicht viel zu bedeuten. Sobald sie aber hartleibig dabey sind, so bekommen sie oft leicht die Gichter. Dafür muß man dann sorgen, daß man ihnen den Leib aufhält mit etwas Kastoröhl, 1 oder 2 Theelöffel voll für 2 oder 3 Tage. Wenn man ein sehr scharfes Federmesser oder eine Lanzet nimmt, und vertheilt das Zahnfleisch von oben herunter bis an den Zahn, damit der Zahn leicht heraus kann, so ist das immer das sicherste Mittel; und wenn dies zur Zeit gethan, so verhütet es immer manche üble Folgen. Dabey kriegt man sich ein schönes Stück Orisruth in der Apotheke, und hängts dem Kinde um den Hals, um darauf zu beißen; dies ist viel besser als Silber oder sonst etwas hartes.

Wider das Abnehmen der Kinder, (Dikäh.)

Dieses Mittel ist mit großem Glücke an manchen Kindern, die mit dem Abnehmen behaftet waren, gebraucht worden, und meines Wissens hat es noch nie gefehlt. Man nehme es daher gut in Acht.

Nimm 1 Eßlöffel voll Honig,
2 Eßlöffel voll weiß Mehl,
2 Eßlöffel voll Bierhefen oder Satz.

Dieses thut man in einen saubern Hafen, und läßt es am Feuer schnell gähren und deckt es zu. Bevor man dieses Mittel braucht, muß man das Kind von Kopf bis zu Fuße mit lauwarmem Wasser abwaschen und abtrocknen. Nachher nimmt man die flache Hand und reibt diesen Honigteig ganz gelinde und warm ein über den ganzen Leib. Etliche Minuten nachher wäscht man diesen Honigteig wieder sauber ab, und reibt den ganzen Körper mit einem weichen Tuche, in Seifenwasser getunkt, recht sauber ab, damit die Mitesser weggefegt werden. Lege dann das Kind sogleich in einen wollenen Blänket, und wickele es ein, und lege es zur Ruhe. Dies Mittel ist selten mehr als einmal nöthig zu gebrauchen.

Gichter.

Kinder sind vorzüglich den Gichtern unterworfen wenn sie zahnen, oder in den Rötheln, Porpeln oder sonst ausfahrenden Krankheiten. Das warme Bad ist ein Hauptmittel in dieser Krankheit, das augenblicklich gethan seyn muß. Wenn man das Kind im warmen Bade hat, so schütte man zu gleicher Zeit kalt Wasser in sein Gesicht und in den Nacken oder Genick desselben, welches die Gichter gleich abkürzet. Wenn es aus dem Bade kommt, so gebe man das gelinde Klistier. Nachher gibt man sorgfältig Acht, daß das Kind nicht hartleibig wird, so wird es wohl für Gichter bewahrt bleiben. Wenn man bey innerlichen Gichtern der Kinder, wenn man solche im Schlafe an ihnen sieht, die Kinder gleich aufnimmt, wacker macht, und reibt ihnen den Bauch und den Rücken mit warmem Flannel, so werden die Winde weggehen und die Gichter haben dann nicht viel auf sich: Man kann ihnen aber auch zur nemlichen Zeit ein wenig zu Trinken geben, worin 3 Tropfen Aniesöhl aufgelößt sind. Man kann ihnen dann und wann ein wenig Kastoröhl geben, damit der Unterleib gereinigt werde.

Grindkopf.

Diese Krankheit ist ansteckend. Man sollte daher einen besondern Kamm, Bürste, Hut oder Mütze für solche Kinder halten. Ehe man das vortrefliche Mittel welches ich jetzt dafür verordnen will gebraucht, so mische man 2 Dram Schwefel-Blüthe, und 2 Dram Kriem of Tartar recht zusammen, mische dasselbe in ein gutes Tschill Molasses, und gebe dem Kinde alle Abend und Morgen einen Theelöffel voll, bis es alle ist. Nachdem es das lezte genommen hat, so gebe man ihm des nächsten Tages drauf 2 gute Theelöffel voll Kastoröhl. Dann lasse man sich folgende Medizin in der Apotheke zubereiten:

Nimm kürzlich zubereiteter Sulphat of Potasch 3 Drams,
Spanische weiße Seife 1½ Dram,
Kalkwasser 7½ Aunz,
Vorlauf 2 Dram.

Take sulphate of potash, recently prepared, 3 drams,
Spanish white soap 1½ dram,
Lime water 7½ ounces,
Spirit of wine 2 drams—mixed.

Laß dieses mischen und schüttle es wohl, und wasche alle Morgen und Abend den Kopf damit.

Dies ist ein herrliches Mittel das noch nie, meines Wissens, gefehlt hat. Man muß solches etliche Morgen und Abende hinter einander thun, und muß den Grind von selbst abtrocknen lassen, so wird der Grind sich abschälen und die Haut wird drunter gesund zum Vorschein kommen, ohne daß man die Haare dabey abschneiden braucht.

Sänt Vitus Tanz.

Dies ist eine sonderbare Nervenkrankheit bey manchen Kindern von 6 bis 14 Jahren, die sich durch sonderbare unordentliche Bewegungen, (immer mehr oder weniger krampfartig) des Kopfes und der Glieder anzeigt: so daß abergläubische Menschen wohl gar oft sie der Hexerey oder bösen Leuten zugeschrieben haben. Das beste Mittel das mir wider dieses Uebel bekannt ist, ist das Schauerbad, wie ich es im trocknen hitzigen oder Teiphus-Fieber verordnet habe. Man sollte wenigstens dasselbe eine Woche lang alle Morgen eine Stunde nach Sonnen-Aufgang vor dem Morgenessen gebrauchen. Dabey kann man täglich, nach dem verschiedenen Alter, entweder von einem bis 3 Eßlöffel voll guten Johannistrauben Wein, 2 Theile Wein und ein Theil Wasser, alle 2 Stunden des Tages, oder auch anstatt des Weines, 3 mal des Tages von 8 bis 12 sauere Tropfen in 3 Eßlöffel voll kalten Wassers reichen. Wenn man dieses gehörig braucht, so wird gemeinlich die Krankheit nachlassen; wenn nicht gänzlich, so muß man länger damit fortfahren, nur Acht geben daß dabey keine zu große Hartleibigkeit Platz nimmt.

Rötheln.

Diese Krankheit ist bekannt genug, so daß ich die Merkmale derselben nicht beschreiben brauche. Wenn man gehörige Sorge trägt, daß der Kranke mittelmäßig warm gehalten wird, so ist das fast alles was dabey zu thun ist. Holder-Thee mit Rosenblättern, ist das beste Getränk, lauwarm getrunken. Man sollte dem Kranken ja im Anfange der Krankheit keine Laxirung geben, auch nicht zur Ader lassen, und wenn auch das Fieber dabey ziemlich hoch steigen sollte. Im Abgange der Rötheln aber ist es sehr nöthig eine gelinde Laxirung von dem Laxir-Wein zu geben, nach Verhältniß des Alters. Die größte Vorsicht ist aber bey dieser Krankheit nöthig, daß durch unrechte Behandlungsart, durch Verkältung oder sonstige unzeitige schwächende Mittel, die Rötheln nicht zurücktreten, womit häufig Lebensgefahr verbunden ist. Sollte dies aber der Fall seyn, so muß man den Kranken augenblicklich in Flannel wickeln, und ihm alle halbe Stunde etwas mulled oder warmen Wein und Wasser zu trinken geben, bis die Rötheln wieder zum Vorschein kommen.

Dr. Stoy's bewährtes Mittel für den wüthigen Hundsbiß.

Dieses Mittel hat noch nie gefehlt, und hat Hunderte ganz glücklich von dieser abscheulichen und tödtlichen Krankheit glücklich befreyet. Man merke sich daher dies:

Nimm Annagaalis oder rother Hühnerdarm 1 Aunz,
Venetianischer Theriak 1 Aunz.
Annagalis 1 ounce,
Venetian Theriac 1 ounce.

Thue den Hühnerdarm in 1 Quart Bier, und lasse solches auf einem gelinden Feuer bis zur Hälfte einkochen; seihe es durch, und wenn es noch heiß ist, so thue den Theriak dazu, und rühre es um bis es sich wohl vermischt hat. Lasse dieses Morgens nüchtern den Kranken auf einmal trinken: der Kranke muß wenigstens 2 Stunden darauf fasten, kein kaltes Wasser trinken, sich wenigstens 2 Wochen für Schweinefleisch, Fischen, und allem was in und auf dem Wasser schwimmt, wie auch für Zorn und sonstigen starken Gemüthsbewegungen, insonderheit aber für starken und hitzigen Getränken hüten.

Einem 12jährigen Kinde giebt man die Hälfte der obgedachten Porzion, und so nach Verhältniß des Alters etwas weniger und weniger. Für ein Stück Vieh muß die Porzion doppelt seyn.

Ende.

Ich habe denn nun dieses kleine Werkchen glücklich zu Stande gebracht. Ich habe meinem Vorsatz und Plan gemäß, kurz, bündig und deutlich gezeiget, wie man seine Gesundheit so weit als möglich, durch Vorsichtigkeit und Klugheit erhalten; wie man vielen Gefahren, welche der Gesundheit und dem Leben drohen, oft entgehen, und wie man sich in Krankheiten zu verhalten habe, um wieder gesund zu werden. Ich kann dem Leser aufrichtig versichern, daß es mir keine geringe Mühe gekostet hat, der Absicht meines Plans mit diesem Werk gemäß, jedem meiner Leser, besonders den Deutschen Landleuten, deutlich und verständlich zu seyn. Ich habe alle fremde medizinische Ausdrücke in Deutsch geschrieben; gerade so wie man es buchstabirt, und ausspricht in Deutsch, so spricht es sich auch in Englisch aus. Nebenher habe ich bey den meisten Verordnungen oder medizinischen Vorschriften unter dem Deutschen, die nämlichen auch in Englisch beygefügt, damit der Landmann es nur abschreiben und mit demselben in die Apotheke gehen kann, um sich die Arzeney fertig machen zu lassen.

Wer nun guten Gebrauch von diesem Buche macht, der wird bald den großen Nutzen davon finden. Unter dem guten Gebrauch dieses Werkchens verstehe ich zuvörderst, daß man sich durch fleißiges Lesen desselben mit dem Inhalt desselben durch und durch bekannt macht, und dann auch die Vorschriften darin genau befolge. Der fernere gute Gebrauch dieses Buchs besteht darin, daß man denen Mitteln die darin vorgeschrieben, wenn man in Krankheiten solche gebraucht, gehörige Zeit schenkt, damit sie auch gehörige Wirkung thun können, und nicht vielleicht glaubt, Arzeneymittel müßen in Krankheiten auf alle Fälle plötzlich ihre gute Wirkung offenbaren. Viele Menschen, wenn sie auch die besten Mittel für diese und jene Krankheit gebrauchen, verhindern dadurch, daß sie nicht gehörige Zeit mit dem Gebrauch dieser Mittel anhalten, die gute Wirkung davon, und gehen dann von einer Arzeney zur andern über, wo das eine Mittel oft das andere verdirbt. Andere Menschen haben die Gewohnheit, wenn sie Arzeneymittel gebrauchen, daß sie mitunter noch mehrerer Leute Rath annehmen und gebrauchen, und so alles durcheinander mengen. Daß dies kein guter Gebrauch seyn kann, muß einem jeden vernünftigen Menschen deutlich seyn. Wer daher irgend eine Vorschrift aus diesem Buche braucht, der laße derselben dadurch Gerechtigkeit widerfahren, daß er ein solches Mittel recht probirt, das heißt, je nachdem es ist, ihm wenigstens von 5 bis 8 Tagen Zeit schenkt, und im Fieber, je nachdem die Umstände sind, wenigstens von 9 bis 14 Tagen, ja oft noch länger. Doch ich habe auch für die meisten Krankheiten zwey Mittel, für manche auch drey verordnet, daß man also nach Gefallen einen Tag um den andern abwechseln kann. Von manchen Mitteln kann man fast augenblickliche, von manchen stündliche Hülfe, von andern von 24 bis 48 Stunden Hülfe erwarten. Je nachdem die Art und Natur der Krankheit ist, kommt die Hülfe schnell oder verweilt länger. Man sey daher verständig und gedultig, und wechsele nicht so schnell mit den Mitteln ab, und laße sich von Niemand dazu verplaudern.

Ob ich gleich für hinlängliche Empfehlung für dieses Werk sorgen werde, so braucht es eigentlich keine weitere Empfehlung; es empfiehlt sich selbst. Uebrigens erkläre ich hiemit feyerlich und gewissenhaft, daß ich sonst keine Arzeneyen in diesem Werk verordnet, von denen ich nicht weiß daß sie durch die Erfahrung bestätigt sind. Die Hauptabsicht bey der Bekanntmachung dieser Mittel ist, die Wohlfahrt meiner deutschen Brüder, besonders der deutschen Landleute. Daß ich endlich nicht für Gelehrte geschrieben, das habe ich im Anfange erwähnt.

Den 4ten July, 1831.

Inhalt.

F.

G.

H.

K.

L.

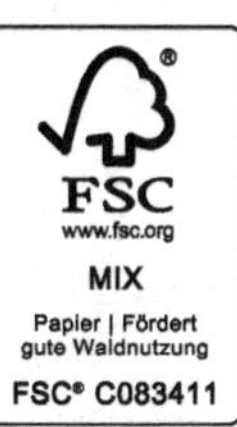

Zeitfracht Medien GmbH
Ferdinand-Jühlke-Straße 7
99095 Erfurt, Deutschland
produktsicherheit@kolibri360.de